# QUELQUES RÉFLEXIONS
SUR LA
# CURE RADICALE
DES
# HERNIES OMBILICALES

PAR

Le Docteur **Henri BRODIER**
**Ancien interne en chirurgie des Hôpitaux de Paris.**

---

**INTERNAT. — SERVICES DE CHIRURGIE**

*Hospice de Bicêtre, 1888.*
*Hôpital de la Pitié, 1889 et 1890.*
*Hôpital Saint-Louis, 1891.*
*Clinique chirurgicale de la Faculté. — Hôpital Necker, 1892.*

PARIS
PARROT & Cie, ÉDITEURS
12, RUE DU DELTA, 12

1893

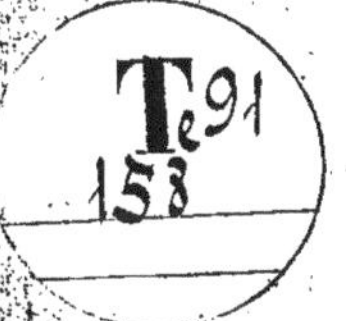

# QUELQUES RÉFLEXIONS

SUR LA

# CURE RADICALE

DES

# HERNIES OMBILICALES

PAR

LE DOCTEUR **Henri BRODIER**

**Ancien interne en chirurgie des Hôpitaux de Paris.**

---

**INTERNAT. — SERVICES DE CHIRURGIE**

*Hospice de Bicêtre, 1888.*
*Hôpital de la Pitié, 1889 et 1890.*
*Hôpital Saint-Louis, 1891.*
*Clinique chirurgicale de la Faculté. — Hôpital Necker, 1892.*

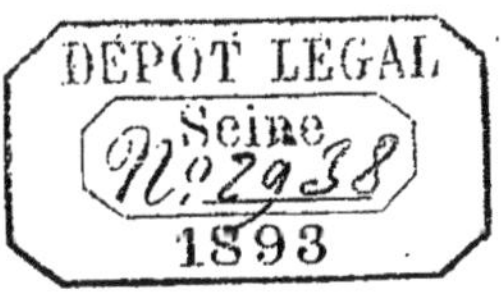


PARIS
PARROT & Cie, ÉDITEURS
12, RUE DU DELTA, 12

1893

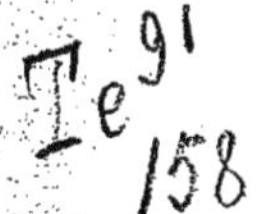

A M. le D^r^ BRODIER (de Bazancourt).

*Je dédie ces quelques recherches à vous, mon père, qui m'avez toujours guidé dans la carrière médicale, et dont le travail et le dévouement continuels demeureront l'enseignement le plus profond que vous m'ayiez donné.*

*Deux noms doivent être inscrits en tête de ce mémoire : celui de M. le professeur Le Dentu et celui de M. le docteur Just Lucas-Championnière.*

M. LE PROFESSEUR LE DENTU, *à l'hôpital Necker, nous a enseigné le côté clinique de la chirurgie ; c'est à son enseignement de tous les jours que nous avons appris à faire un examen complet d'un malade, à poser et asseoir un diagnostic aussi précis que possible, à peser les indications et les contre-indications d'une opération avant de l'entreprendre, à n'agir que sûrement et consciencieusement. Nous le remercions ici d'avoir bien voulu nous aider de ses conseils dans le travail qui suit, et accepter la présidence de cette thèse.*

M. LE DOCTEUR LUCAS-CHAMPIONNIÈRE, *à l'hôpital Saint-Louis, nous a fait apprécier toute la valeur de la méthode antiseptique simple et raisonnée. Faire de la chirurgie proprement, pratiquer une opération avec soin, voilà ce que nous avons appris à son école. Nous serions tenté de dire qu'il nous a appris le côté artistique, c'est-à-dire opératoire, de l'art chirurgical, celui qui permet d'entreprendre toutes les opérations les plus délicates, une fois l'indication posée. C'est à son amabilité que nous devons d'avoir fait nous-même de nombreuses opérations dans son service, dont un certain nombre de hernies.*

*M. le Dr Polaillon, à l'hôpital de la Pitié, nous a appris avec quelle habileté on pouvait pratiquer les opérations sur la face et les autoplasties.*

*M. le Dr Reclus, dans notre première année d'internat, nous a donné le goût des études de laboratoire en nous faisant participer à ses recherches sur le testicule, et en particulier sur les rapports de la spermatogenèse avec les affections génitales.*

*A notre arrivée à Paris, M. le Professeur Grancher nous a initié à l'étude des maladies infantiles, et nous avons trouvé près de son chef de clinique, M. le Dr Legendre, un enseignement dont nous avons pu apprécier la valeur dans la suite.*

*M. le Dr Segond, malgré le trop peu de temps que nous avons passé dans son service, à l'hôpital de la Pitié, a été pour nous plus qu'un maître; nous l'en remercions vivement.*

*Nous ne devons pas oublier M. le Dr Bazy, qui, dans le service de M. le Dr Péan, à l'hôpital Saint-Louis, nous a laissé une grande latitude pour opérer; M. le Dr Gérard-Marchant, qui nous fit faire, à l'hospice de Bicêtre, il y a cinq ans, notre première amputation de la cuisse, et, à l'hôpital de la Pitié, il y a trois ans, notre première kélotomie; M. le Dr Nélaton, qui, à l'hôpital Necker, s'est toujours montré très bienveillant à notre égard; M. le Dr Hartmann, qui nous a communiqué son procédé de cure radicale de hernie ombilicale; M. le Dr Lyot, chef de clinique de M. le professeur Le Dentu, qui nous a laissé intervenir chirurgicalement chaque fois que l'occasion urgente s'est présentée; enfin, M. le Dr Michaux, qui s'est toujours intéressé à la marche de nos études chirurgicales.*

*C'est à l'école de Reims que nous avons commencé nos études médicales; nous remercions nos premiers maîtres de l'enseignement clinique qu'ils nous ont donné tout à fait au début de ces études, enseignement qui nous a été précieux pour la préparation des concours et que nous avons pu mettre à profit dès le début de notre internat.*

*Nous remercions enfin notre ami le Dr Bourbon d'avoir mis aimablement à notre disposition son talent d'artiste pour les planches sur l'omphalectomie.*

# QUELQUES RÉFLEXIONS

SUR LA

# CURE RADICALE

DES

# HERNIES OMBILICALES

## CHAPITRE I

### INTRODUCTION. — HISTORIQUE

« La hernie ombilicale est une des infirmités les plus pénibles que l'on puisse rencontrer. Cependant, le médecin mis en présence de la lésion qui commence la traite ordinairement comme un accident de si peu de gravité, facile à pallier par un bandage, que l'homme et surtout la femme qui portent une petite hernie ombilicale au début ne peuvent se rendre compte de l'importance des accidents avec lesquels il faut compter dans l'avenir (1). »

Ces accidents sont nombreux et non sans gravité.

En effet, abstraction faite des hernies congénitales, la hernie, soit ombilicale, soit parombilicale, s'observe surtout chez la femme. En général, la femme atteinte de cette infirmité est douée d'un certain embonpoint très gênant pour le port du bandage *utile* et rendant la cure *chirurgicale* plus délicate. Que l'obé-

(1) « Cure rad. des Hernies », Dr Lucas-Championnière, 1892, p. 310.

sité à son début ait produit l'omphalocèle parce que l'adipose abdominale a élargi l'anneau ombilical ou un pertuis vasculaire péri-ombilical, ou parce qu'un lipôme sous-séreux a servi d'*amorce* péritonéo-épiploïque ou péritonéo-intestinale (mode pathogénique admis par Linhart et par Kœnig (1); que la hernie ombilicale, hernie douloureuse par excellence, contraigne les malades à une immobilité et à un repos plus ou moins longs, qui les conduisent à la surcharge graisseuse de leur organisme, comme le pense M. le Dr J. Lucas-Championnière; peu importe, il n'en résulte pas moins que, chez ces femmes, le port des vêtements est gênant, *à fortiori* l'application d'un bandage; que, la nutrition se trouvant ralentie, on observe une altération progressive de l'état général, dont les termes principaux sont : le diabète, l'albuminurie et l'emphysème (2).

La série des accidents qui sont l'apanage des gens porteurs de hernie ombilicale a été magistralement exposée dans une leçon clinique, faite le 20 décembre 1892, à l'hôpital Necker, par M. le professeur Le Dentu; ce sont :

1° Du côté de la *peau*, des excoriations, des poussées d'eczéma, des fissures très douloureuses, dues au frottement du bandage ou des vêtements. La sueur, les sécrétions glandulaires, les exfoliations épidermiques déterminent souvent la production d'une zone lymphangitique autour des ulcérations, et parfois font éclore un phlegmon aboutissant à l'abcès angioleucitique. Ces phlegmons ombilicaux préherniaires ne sont pas rares. Les ulcérations persistantes ont parfois amené le développement d'une péritonite herniaire, mortelle par perforation du sac.

2° Du côté du *tube digestif*, des nausées, des vomissements, soit de la constipation, soit des diarrhées profuses, très tenaces.

3° Du côté de la *hernie même :*

*a.* De l'*engouement intestinal*, d'où résultent des accès de coliques;

*b.* De l'*inflammation chronique de l'épiploon*, engendrant des douleurs continues et sourdes;

(1) « Traité de pathol. chirurgic. spéciale », Franz Kœnig, 1889, p. 343 et 464.

(2) « On peut dire que, sans exception, tous les sujets atteints de hernie ombilicale de quelque durée sont atteints d'emphysème pulmonaire. » (« Cure rad. des Hernies », Dr Lucas-Championnière, p. 314).

*c*. Enfin, l'*étranglement* peut survenir comme dans toute autre hernie.

Ajoutons, en dernier lieu, l'*accroissement* presque fatal des hernies ombilicales, et, après ce tableau succinct des infirmités qui attendent les hernieux de l'ombilic au bout d'un temps plus ou moins long, on comprendra facilement qu'on ait de tout temps essayé de combattre le *développement* de l'omphalocèle (1). Nous ferons très rapidement l'historique de la thérapeutique chirurgicale des hernies de l'ombilic, surtout pour ce qui concerne la période médico-chirurgicale s'étendant depuis Celse jusqu'au XIXe siècle. Nous insisterons davantage sur la période toute moderne, autrement dit sur l'ère antiseptique de la chirurgie. L'histoire de la première période a été très bien décrite dans la thèse d'agrégation de M. le Dr Segond (1883), à laquelle nous renvoyons pour de plus amples développements.

## I

### DEPUIS LES TEMPS ANCIENS JUSQU'AU XIXe SIÈCLE

On trouve décrit dans Celse (livre VII, chap. 14) (2) trois procédés de cure des hernies ombilicales, après réduction :

1° A la base de la tumeur, on trace un trait circulaire à l'encre et on place une ligature autour du pédicule;

2° Le pédicule de la hernie est traversé par deux fils qui l'étreignent de chaque côté ;

3° Le sac herniaire est ouvert, puis suturé après réduction de l'intestin.

(1) « C'est un fait à noter dans l'histoire des hernies que de tout temps, soit avant Celse, soit après lui et jusqu'à nos jours, on se soit attaqué à elle avec une véritable prédilection, sans doute parce que la hernie ombilicale est dans une région plus accessible et mieux connue par l'opérateur. » (« Cure rad. des Hernies », P. SEGOND, 1883, p. 7).

« En principe, la hernie ombilicale doit être opérée, et, si les prescriptions de la chirurgie étaient bien observées, il ne devrait subsister aucune hernie ombilicale; aucune ne devrait grossir. » (« Cure rad. des Hernies », Dr J. LUCAS-CHAMPIONNIÈRE, 1892, p. 315).

(2) Dans l'édition Targa des œuvres de Celse, on y dit que Celse pratiquait aussi « la coutume de certains chirurgiens d'alors : étrangler le sac ombilical devenu vide entre deux clavettes de bois, qu'ils serrent fortement pour déterminer le sphacèle du sac ».

Celse, qui n'opérait guère que les enfants de sept à quatorze ans, semble avoir pratiqué l'avivement et la suture de l'anneau dans les hernies par *rupture du péritoine*, c'est-à-dire dans les hernies à développement brusque, instantané, suivant la remarque de M. le Dr Segond (1). Il faisait la ligature et la résection de l'épiploon.

Oribase (2), au IVe siècle, pratique une dissection minutieuse du péritoine et incise prudemment le sac, de peur des adhérences.

1. S'il n'y a pas d'adhérences, il réduit l'intestin et :
   *a*. Tord le pédicule du sac ;
   *b*. Résèque une partie du sac.
2. S'il y a des adhérences, il faut :
   *a*. Essayer de les détruire avec le doigt ;
   *b*. Si l'on ne peut y parvenir, *découper les parties adhérentes*, les laisser sur l'intestin et réduire le tout dans l'abdomen ;
   *c*. Enfin, tordre et réséquer le sac.

Ces deux noms, Celse et Oribase, doivent être placés en vedette dans l'historique de la cure chirurgicale des hernies ombilicales, car on y trouve décrits, dans leurs points fondamentaux, des procédés actuels.

Ætius (Ve siècle), Paul d'Egine (VIIe siècle), Avicenne, Albucasis, Haliabbas, emploient un procédé analogue à celui de Celse. Dans la hernie ombilicale, Paul d'Egine supprimait le sac et *la peau qui lui adhère*.

Guy de Chauliac (XIVe siècle) n'approuve pas la manie opératoire des Arabes et, pour les hernies ombilicales (éminence zirbale et intestinale du nombril), recommande le repos, les emplâtres et le bandage avant d'opérer ; si l'on opère, il ne faut pas opérer les « gens mal portants ou trop âgés ».

(1) Hernie par *rupture du péritoine* voulait simplement dire hernie à *développement brusque* ; hernie par *distension* ou allongement du péritoine voulait dire hernie à *développement graduel*, car les anciens ne concevaient pas qu'une hernie peut se développer brusquement si le péritoine n'était préalablement rompu... » (« Cure rad. des Hernies », 1883, n. I, . 8 et 9).

(2) Au point de vue chirurgical, Oribase ne parle pas des hernies étranglées ; il ne traite que les hernies réductibles et les hernies irréductibles par adhérences, dont le type est la hernie ombilicale.

Franco préconise le premier l'opération dans l'*étranglement herniaire*.

Ambroise Paré, en France, en Italie Fabrice d'Acquapendente (XVIe siècle) emploient d'abord les topiques et le bandage, n'opèrent pas les enfants, qui « peuvent guérir spontanément ». Le procédé employé par Ambroise Paré contre « la tumeur et relaxation du nombril pour la cure de l'intestin et de l'omentum » est à peu près celui de Celse ; mais il se gardait bien d'ouvrir le sac pour vérifier son contenu (1).

Nicolas Lequin et Blégny inventent les bandages de fil de fer et d'acier (XVIIe siècle).

Saviard (XVIIIe siècle) préconise le procédé de Celse dans le traitement des hernies ombilicales.

Thévenin décrit quatre procédés de ligatures, applicables à la cure radicale de la hernie ombilicale.

Dionis (2) veut qu'on « s'en tienne exclusivement aux bandages élastiques », et Richter, dans son *Traité des Hernies* (fin du XVIIIe siècle), termine son travail par les conclusions suivantes :

« Il n'est qu'un seul moyen d'obtenir la cure radicale : c'est le bandage, le bon bandage assidûment porté ; les procédés dits chirurgicaux, non seulement ne donnent pas la cure radicale, mais compromettent la vie du malade ; on n'est autorisé à tenter la cure radicale par les procédés chirurgicaux qu'après l'opération de la hernie étranglée. »

Jean-Louis Petit et Garengeot sont partisans du bandage dans les hernies ombilicales réductibles.

## II

### DEPUIS LE DÉBUT DU XIXe SIÈCLE JUSQU'EN 1875

Desault (3), appliquant le procédé de la ligature à la hernie

(1) Paré, « Œuvres complètes », t. I, p. 403.

(2) « Il est certain que de cette opération il en périt plus qu'il n'en réchappe ; aussi ceux qui ont le malheur d'être incommodés d'une exomphale devraient plutôt se passer de chemise que de bandage. » (Dionis, Cours d'opérations, p. 98, édit. de 1777 avec les notes de Lafaye). Heister dit à peu près la même chose que Dionis dans les « Instit. chirurg. », t. II, ch. 94.

(3) Desault, « Œuvres chirurg. », t. II, p. 315.

ombilicale, dit avoir eu cinquante succès bien constatés ; mais il n'a opéré que des enfants, et il leur faisait porter un bandage pendant quelques mois. A mesure qu'on s'éloigne de l'enfance, dit-il, le succès est moins assuré. Cette méthode de Desault est préconisée par Martin le Jeune en 1811.

Scarpa, dans son *Traité pratique des Hernies* (1), rejette l'opération de la hernie ombilicale par la ligature (2), et voici pourquoi :

« Quel que soit le procédé qu'on adopte pour faire la ligature de la hernie ombilicale, il est évident qu'on ne peut étrangler la tumeur qu'un peu en *deçà de l'anneau aponévrotique* de l'ombilic, d'où il résulte que les téguments doivent toujours rester proéminents et relâchés dans une certaine étendue au-devant et dans la circonférence de cette ouverture. Aussi, après la chute de la portion étranglée, il reste nécessairement au-dessous de la cicatrice une portion du sac herniaire et des téguments flasques qui le recouvraient, et, comme la cicatrice elle-même n'acquiert jamais une assez grande solidité pour résister à l'impulsion des viscères qui tendent à s'introduire dans ce qui *reste du sac herniaire*, la hernie reparaît tôt ou tard, et dans peu de temps elle devient plus volumineuse qu'avant l'opération. Si le sujet est une petite fille, on a, de plus, à craindre que la première grossesse ne donne lieu à la récidive de la hernie... Enfin, après la chute de la tumeur, il reste toujours, entre l'anneau aponévrotique de l'ombilic et les téguments, *une petite cavité* formée par le col *du sac herniaire*, cavité dans laquelle les viscères recommencent à s'engager après l'opération (3). »

Nous avons tenu à citer ce passage, qui prouve l'importance que Scarpa attachait au collet du sac, à l'*infundibulum* de la hernie.

Pour Scarpa, la compression est un moyen très efficace pour

(1) « Traité pratique des Hernies », par A. Scarpa, trad. Cayol, éd. 1812.

(2) « ... On ne peut, même chez les enfants les plus jeunes, obtenir une guérison radicale par la ligature si l'on ne fait immédiatement après cette opération et pendant deux ou trois mois une compression méthodique de l'ombilic par le moyen du bandage. C'est peut-être à l'omission de ce dernier moyen qu'il faut attribuer la récidive de la hernie ombilicale chez plusieurs enfants opérés par Desault... » (« Traité des Hernies », Scarpa, § XVII, p. 345).

(3) « Traité des Hernies », par A. Scarpa, § XVI, p. 347. De l'opération de la hernie ombilicale par la ligature.

guérir radicalement la hernie ombilicale chez les très jeunes enfants; elle doit être continuée deux ou trois mois; la ligature ne donne jamais de bonne guérison sans compression. C'est ce que fait remarquer Desault également « avec sa candeur ordinaire », expression employée par Scarpa au sujet de Desault (1).

Dans les « épiplocèles ombilicales qui ne peuvent être réduites par le taxis (2), Scarpa recommande le bandage élastique à pelote concave d'Arnaud, et, dans « les hernies ombilicales anciennes et volumineuses » (3), il préconise le suspensoir de Fabrice de Hilden.

Quand la hernie ombilicale est étranglée, il faut en venir à l'opération qui « a très souvent une issue malheureuse, parce qu'on la fait presque toujours trop tard ». Les temps de l'opération sont les suivants:

*Incision des téguments.* — Une incision cruciale ou en T n'est pas nécessaire pour bien découvrir le sac herniaire; l'incision longitudinale suffit toujours; cette incision doit être légèrement faite, en raison des adhérences fréquentes du sac. La peau incisée, on se comporte différemment suivant qu'il y a, oui ou non, indice de gangrène, ou selon que le débridement est facile ou difficile.

I. — S'il n'y a aucun indice de gangrène, on fait une incision semi-circulaire sur le côté externe du col de la hernie; on fend l'anneau ombilical sur la sonde cannelée; on fait cesser l'étranglement sans ouvrir le sac herniaire.

II. — S'il y a indice de gangrène ou si on ne peut débrider suffisamment l'anneau ombilical, il faut :

1° *Ouvrir* le sac herniaire;

2° *Dilater l'anneau* ou le fendre;

(1) « Traité des Hernies », par A. Scarpa, § XVI, p. 344. « Desault lui-même a mis quelques restrictions à l'emploi de la ligature, puisqu'il dit, avec sa candeur ordinaire, que ce moyen ne guérit pas radicalement la hernie ombilicale chez les enfants parvenus à l'âge de quatre ans. »
« Desault avait remis en vigueur la ligature tombée en désuétude. Il s'abusait sur sa valeur; et il n'est pas difficile d'en connaître la cause. Tous les enfants qu'il opérait à l'Hôtel-Dieu sortaient guéris et n'y revenaient plus; on regardait alors comme radicale une guérison momentanée. » (« Nosograph. chirurg. », par Richeraud, t. II, p. 453).

(2) « Traité des Hernies », par A. Scarpa, § XIX, p. 356.

(3) *Ibid.*, § XX, p. 359.

3° *Laisser au dehors* la portion adhérente d'épiploon et, au besoin, lier le pédicule et exciser.

En 1811 paraît un mémoire de Girard sur la hernie ombilicale des enfants, mémoire venant confirmer l'opinion de Scarpa (1).

En mai 1811, le mémoire de Martin le Jeune et celui de Girard sont lus à la Société de Médecine de Lyon, où Thenance, Buytouzac, Belay, Sailly, Laudun, rapportent successivement des observations tendant à montrer l'efficacité de la compression seule dans la cure des hernies ombilicales de l'enfant. « La ligature de l'exomphale doit être proscrite comme une opération inutile et dangereuse. » Cartier attaque la statistique des opérés de Desault et conclut qu'on « ne doit pas compter sur une guérison radicale de la hernie de l'ombilic chez les enfants ».

Quelque temps après, ces deux mémoires donnent lieu à une discussion sur la cure de la hernie ombilicale, à la Société de Médecine de Paris, qui rejette définitivement l'opération par la ligature :

1° Parce que la guérison des hernies ombilicales s'opère très souvent par les seules forces de la nature ;

2° Parce que la compression seule ou aidée des moyens toniques réussit constamment;

3° Parce que cette opération mérite le triple reproche :

*a*. D'être douloureuse et non exempte de dangers si l'on est assez malheureux pour comprendre une portion d'intestin dans la ligature ;

*b*. De ne pas réussir ordinairement sans être aidée de la compression ;

*c*. Et d'être parfois pratiquée inutilement.

En 1835, Gerdy propose pour les hernies ombilicales sa méthode d'invagination du sac.

En 1840, Bérard (2) préconise la ligature et la compression post-opératoire pour les enfants seulement et pour les adultes jusqu'à quatorze ans.

En 1841, A. Thierry propose, pour l'omphalocèle, la ligature

(1) Mémoire sur la hernie ombilicale des enfants, par GIRARD (« Journal général de Méd. » t. XLI, cahier de juillet 1811).

(2) BÉRARD. Dict. en 30 vol. Art. *Ombilic*.

avec torsion du pédicule (Thèse de concours de médecine opératoire).

En 1842, Bouchacourt, en 1846 Chicoyne appliquent sur les enfants la méthode de Desault.

En 1848, Vidal de Cassis, dans sa thèse d'agrégation (1), rejette la ligature pour les mêmes motifs que Scarpa, parce qu'il persiste *une pointe de hernie.*

Wood et Giraldès reprennent le procédé de Gerdy (2).

En 1853, le 24 février, après quarante heures d'étranglement, Hutin opère une hernie ombilicale survenue il y a vingt ans brusquement, à la suite d'un effort, chez un gendarme vigoureux qui sautait un mur. Après avoir pratiqué des débridements sur le collet du sac « dur et résistant », voici ce que fit Hutin, d'après la communication présentée par Perrin, longtemps après, à la Société de Chirurgie en 1875. « Le collet restait à nu, M. Hutin l'*excise dans son pourtour, de façon à transformer cette ouverture en une plaie simple, dont il affronte les bords,* et qu'il réunit par trois points de suture entortillée (3). »

Cette opération de Hutin est d'une certaine importance historique. En effet, si on ne peut voir d'une manière précise une sorte d'omphalectomie dans l'excision de ce pourtour fibreux du sac, parce que l'observation manque de détails et ne nous dit point si le collet du sac était fusionné intimement avec le rebord de l'anneau ombilical, on ne peut du moins nier l'idée qu'a eue l'opérateur de transformer l'ouverture ombilicale en une *plaie simple de laparotomie* dont il affronte les bords, idée à laquelle se sont ralliés tous les chirurgiens actuels dans la cure chirurgicale de la hernie ombilicale.

En 1857, Nélaton, dans une opération de hernie ombilicale

(1) Vidal (de Cassis) : « Après l'opération, il reste toujours une pointe, c'est-à-dire un commencement de hernie, et la tumeur se reproduira si la compression ne vient pas en aide à la ligature et surtout si la nature n'est pas en voie de réparation. On ne me fera jamais admettre qu'une cicatrice cutanée à l'ombilic, qu'une diminution dans la capacité du sac, si considérable qu'elle soit, puisse empêcher la hernie de se reproduire si *l'anneau fibreux ne revient pas sur lui-même.* » (Th. d'agrégat., 1848).

(2) Wood et Giraldès « traversent avec une aiguille courbe, en deux points opposés, la peau, le bord aponévrotique de l'anneau et la peau invaginée ; un fil maintient l'invagination à la manière d'une barre transversale ; les deux bouts du fil sont noués ensemble sur un rouleau de diachylon entre peau et nœud ».

(3) « Bull. et Mém. de la Soc. de Chir. », avril 1875. Voir Obs. LIX.

congénitale, suture les bords de l'ouverture cutanée qui entoure la base de la tumeur.

En juin 1861 s'élève une grande discussion, à la Société de Chirurgie, sur le traitement des hernies ombilicales étranglées. Huguier préconise l'abstention chirurgicale complète, il se base sur la mortalité de toutes ses interventions en pareil cas ; mais son opinion est fortement combattue par Goyrand (d'Aix) (1), par Perrin, Legendre, Laurent (de Langres) et surtout Richet.

En 1863, Lee essaie l'acupuncture dans la cure des omphalocèles (2).

En 1864 et 1865, Gosselin, dans son traité, recommande la kélotomie, et Marduel, dans le Dictionnaire, la vante aussi comme donnant de bons résultats dans les cas d'étranglement (3).

En 1866, M. Duplay, dans sa thèse d'agrégation (4), admet que la cure radicale des hernies ombilicales peut être tentée dans certains cas chez l'adulte, étant donné le peu de succès que l'on obtient par les bandages.

La même année, Foucher, à l'hôpital Saint-Antoine, dans une opération de hernie ombilicale étranglée chez une femme de soixante-quatorze ans, tentait d'obturer l'anneau ombilical par un bouchon épiploïque (5), procédé que Scheaf et Southam, en Angleterre, emploieront plus tard.

En 1866, M. Duplay avançait que l'on peut faire la cure radicale des hernies ombilicales ; en 1868, Wood déclare que l'on doit faire « la cure radicale dans la *hernie ombilicale non étranglée* » ; il l'opère par son procédé, qui se résume en deux points : invagination du sac et suture sous-cutanée de l'anneau.

En 1869, paraissent les thèses de Girodolle et de Lafon, qui recommandent l'expectation pure et simple, préconisée par M. le professeur Verneuil.

(1) « Bull. Soc. de Chir. », séance du 12 juin 1861. Goyrand rapporte 5 obs. de hernies ombil. étranglées : 1 réduite par taxis, 1 mort, 3 guérisons par la kelotomie.

(2) « Brit. med. J. » ; London, 1863, t. II, p. 453. Cur. rad. of umbil. hernia.

(3) Marduel, « Dict. encycl. des Sc. méd. ». Art. *Ombilic.*

(4) La guérison spontanée de la hernie ombilicale ou au moyen des bandages est exceptionnelle chez l'adulte ; à ce point de vue, on pourrait dire qu'une opération de cure radicale est peut-être indiquée... (P. 83).

(5) Voir Obs. LXIX et Obs. LXXI.

## III

### DEPUIS 1875 JUSQU'A L'ÉPOQUE ACTUELLE

Pendant toute cette période, tous les chirurgiens tendent à traiter la plaie résultant de la cure des hernies ombilicales comme *une plaie de laparotomie.*

En 1875, M. le professeur Le Dentu le premier, dans une discussion à la Société de Chirurgie (séance du 21 avril), insiste sur la *nécessité de la suture de l'anneau ombilical* après kélotomie pour hernie étranglée ; le but de cette suture était d'éviter la chute des matières septiques dans la cavité péritonéale. « La principale cause de la mortalité après la kélotomie, c'est la suppuration du sac et la diffusion du pus dans le péritoine... Il s'ensuit que la suture est d'une grande importance, puisqu'elle peut prévenir l'épanchement des liquides dans l'abdomen ; c'est à elle que j'attribue le succès de l'opération de M. Desprès (1). »

Cette communication de la cavité péritonéale avec l'air extérieur paraît alors constituer un des grands dangers compromettant le succès opératoire ; aussi Perrin disait-il, dans la même séance à la Société de Chirurgie : « Quant à la gravité exceptionnelle de la herniotomie ombilicale, elle me paraît résulter de la communication large et directe du sac herniaire avec la cavité péritonéale », et c'est pourquoi nous voyons, dans la séance du 12 mai de la même année à la Société de Chirurgie, M. le professeur Le Dentu donner connaissance d'une lettre de Rufz de Lavison sur le débridement sous-cutané dans la hernie ombilicale étranglée (2).

Cependant, Boinet, après avoir cité un cas de kélotomie pour hernie ombilicale faite par Sanson, suivi de mort, deux cas d'opérations faites par lui en 1871, rapporte une nouvelle observation

(1) « Bull. de la Soc. de Chir. », 1875, p. 350.

(2) Ce débridement sous-cutané avait pour but d'éviter tout parallélisme entre la plaie cutanée et l'ouverture abdominale, la peau était primitivement attirée en haut, l'incision faite assez grande pour introduire l'index gauche sur lesquel on allait débrider l'anneau sur ce plan supérieur à celui de la plaie superficielle.

d'une femme présentant des lésions ovariennes en même temps qu'elle était affligée d'une hernie ombilicale. Il pratiqua l'ovariotomie, fit l'incision complète de l'anneau ombilical; le succès opératoire fut aussi satisfaisant que possible, il en conclut que ce n'est pas la plaie péritonéale qui détermine les accidents de l'opération.

C'est en 1875 également que l'idée *de la suture en masse de la paroi abdominale* fut émise pour la première fois par M. le Dr J. Lucas-Championnière, dans son *Journal de Médecine et de Chirurgie pratiques*, à propos de la kélotomie. Nous reproduisons ici ses propres paroles en raison de leur importance : « Il y a lieu d'appliquer après cette opération une suture analogue à celle que l'on préconise pour toutes les plaies de l'abdomen et surtout pour les plaies d'ovariotomie. Je comprends dans une première suture les tissus profonds au niveau du point débridé, puis je fais une suture superficielle au-devant du sac; on a ainsi l'avantage de fermer hermétiquement l'abdomen. J'indique ce procédé non pas seulement à cause des succès qu'il m'a donnés, mais parce qu'il s'agit de traiter les *plaies des hernies comme les plaies de l'abdomen.* »

En 1876 paraît un travail de Affre (1), combattant la kélotomie sans ouverture du sac, dont l'idée, attribuée à tort à Lucke et à Jordan, revient à Cooper.

En 1877, M. le Dr Nicaise communique à la Société de Chirurgie une observation de hernie ombilicale étranglée pour laquelle il pratiqua la suture de l'anneau ombilical après avoir fait la kélotomie.

La même année, en Angleterre, Lister pratique aussi la suture de l'anneau dans le cas de hernie ombilicale.

M. le Dr Tillaux recommande de traiter la plaie résultant de la cure radicale *comme une plaie de laparotomie* et préconise *la suture en masse des parois* et une suture superficielle si c'est nécessaire.

Kœberlé pratique, dans les cas de hernie ombilicale, une *suture en masse des tissus fibreux de la paroi*, sans faire une suture

(1) « Du débridement de l'anneau sans découvrir le sac ». Th. de Affre, 1876.

spéciale du péritoine, dont les bords, dit-il, s'affrontent tout naturellement (1).

En 1879, nouvelle observation du Dr Nicaise, où la suture de l'anneau est faite avec succès. Cette année (2), Tilanus, d'Amsterdam, conseille, dans la cure radicale des hernies ombilicales, l'extirpation du sac, suivie de la *suture profonde de la paroi abdominale.*

Dans la séance du 5 janvier 1881, M. Terrier émet à la Société de Chirurgie quelques considérations cliniques sur la hernie ombilicale étranglée, basées sur trois observations personnelles; il recommande la kélotomie hâtive et *la suture de l'anneau*, suture que l'on doit faire également dans la *hernie non étranglée;* il rappelle auparavant les observations d'opérations faites avec succès par Perrin, Hutin, Guérin, Nicaise, et signalées dans la thèse de Loupie (1880), lequel concluait déjà à la kélotomie avec ouverture du sac, *suivie de sutures profondes* et *superficielles*, comme la seule opération permettant de lutter contre une des causes d'insuccès, à savoir « cette particularité spéciale à la région ombilicale consistant en un sac infundibuliforme aboutissant à une ouverture fibreuse, large, béante et déversant dans l'abdomen les liquides sécrétés à sa surface ».

A la suite de la communication de M. le Dr Terrier s'élève une discussion à laquelle prennent part MM. les Drs Polaillon, Verneuil, Trélat, Desprès, Duplay.

M. le Dr Polaillon est du même avis que M. le Dr Terrier; M. le professeur Verneuil se déclare partisan de l'opération pour les petites hernies ombilicales, non pour les grosses; Trélat distingue, au point de vue de l'intervention chirurgicale, trois variétés de hernies :

1° Les hernies récentes, présentant les symptômes ordinaires de l'étranglement, pour lesquelles on doit faire une kélotomie hâtive ;

2° Les hernies volumineuses anciennes, non réductibles, où l'inflammation se joint à l'étranglement; dans celles-là, il faut s'abstenir ;

(1) Kœberlé, « Gaz. de Strasbourg », 1877.
(2) Congrès d'Amsterdam, 1879.

3° Les hernies anciennes irréductibles, dans lesquelles s'étrangle une anse d'intestin, et qu'il faut opérer.

M. Desprès pense que l'inflammation joue un grand rôle dans les phénomènes d'étranglement des hernies de l'ombilic; aussi recommande-t-il les moyens médicaux mis en usage en pareil cas; il est partisan de l'opération à ciel ouvert pour les petites hernies.

M. le professeur Duplay rapporte une observation de très grosse hernie ventrale guérie par la kélotomie sans ouverture du sac; c'est un fait de plus qu'on pourrait ajouter à la statistique de Collis.

Il résulte de toute cette discussion que :

1° Pour les petites hernies ombilicales, tous préconisent la kélotomie avec ouverture du sac.

2° Pour les grosses hernies :

Sont pour l'opération : MM. Terrier et Polaillon;

Sont pour le traitement médical : MM. Verneuil et Desprès.

Trélat fait la kélotomie s'il survient des phénomènes d'étranglement.

En 1881, également, paraît la thèse de Mestral, préconisant le procédé de Socin (1).

En 1883, M. le Dr Segond, dans sa thèse d'agrégation (2), s'exprime de la sorte : « Dans la hernie ombilicale, *la suture de l'orifice* devient une indication aussi positive, aussi nécessaire que dans le cas de kélotomie pour hernie étranglée de cette région. » Il fait une suture au catgut à points séparés; quant à l'avivement de l'anneau, les uns avivent, dit-il, les autres s'en dispensent; il faut aviver l'anneau si l'on a pu en séparer le collet du sac; si cette dissection n'a pu se faire, il ne faut pas aviver.

Le 26 octobre 1883, Lawson Tait, à Birmingham (3), donnait lecture d'un travail sur la cure radicale de l'exomphale par la *section abdominale*, procédé qu'il avait déjà préconisé pour les autres variétés de hernies comme donnant des résultats excel-

(1) Mestral (de Bâle), « De l'opér. rad. de la hernie ombil. »; Lausanne, 1881.

(2) « Cure rad. des Hernies », Dr P. Segond, 1883.

(3) « Radical cure of Exomph. »; Birmingham and midland counties branch pathological and clinical section, 1883.

lents et définitifs. A la suite de cette lecture, Bennett May prend la parole pour dire qu'il ne voit pas la nécessité de substituer aux anciennes méthodes la méthode intra-abdominale en ce qui concerne les hernies en général; mais, pour les hernies ombilicales, la méthode ordinaire a souvent failli et, par la section abdominale, on a chance d'obtenir des résultats meilleurs.

Barling appelle l'attention sur la mortalité fournie par l'ancienne méthode et considère que la pratique de Tait « threw a hopeful ray of light upon a hitherto gloony department of surgery (1) ».

Lawson Tait propose cette nouvelle méthode comme donnant des résultats beaucoup plus satisfaisants.

En 1886 paraissent des observations du Dr Nicaise et du Dr Terrier, de cure *radicale de hernie ombilicale*, suivie de la *suture en masse des parois*. « Le mot de cure radicale est surtout exact pour les hernies ombilicales, dit M. le Dr Nicaise, car, dans cette région, on peut faire une *large incision, réséquer l'anneau fibreux* et *suturer les plans aponévrotiques comme après une laparotomie*.

En juillet 1886, E.-M. Vard, en Angleterre, publiait une note sur la cure des hernies en général et de la hernie ombilicale en particulier, par le procédé de Lawson Tait, qui rend l'opération, dit-il, simple, aisée, précise et sûre, sans aucun danger (2).

En août 1887 (3), à l'Association médicale britannique, Mitchel Banks (de Liverpool), pour obtenir la cure radicale de la hernie ombilicale, raconte qu'il emploie souvent le sac comme bouchon destiné à obturer l'orifice herniaire.

En 1888, à la suite d'une étude sur la cure radicale des hernies, M. le Dr Berger conseille de faire une *suture profonde au fil d'argent* et de comprendre toute l'*épaisseur de la paroi abdominale* comme celle qu'on emploie *dans l'ovariotomie*, suture à laquelle on ajoute plusieurs points superficiels intermédiaires au crin de Florence. « Certains chirurgiens, dit-il, préfèrent pratiquer la suture à étages de la paroi ainsi que Maydl la recommande

(1) Littéralement : « éclaire d'un jour nouveau ce coin triste de la chirurgie. »
(2) « Brit. med. J. », july 1886. It make the operation simple, easy, precise und safe.
(3) 55e session tenue à Dublin du 2 au 5 août 1887. Section de chirurgie.

pour la cure des hernies ventrales... Cette pratique est moins simple que la suture au fil d'argent très fort et ne semble pas avoir donné de meilleurs résultats. » (1)

En 1888 paraît la thèse du Dr Barrier, inspirée par M. le Dr Routier, sur la cure radicale de la hernie ombilicale (2).

C'est dans le courant de cette année que Zænger publia, dans le *Centralblatt*, la méthode nouvelle de Lawson Tait, qui, comme nous le verrons, est une modification de la première en ce qui concerne l'avivement de l'anneau ombilical.

En 1890, M. le Dr Duplouy (de Rochefort) présente à l'Académie de médecine (3) deux observations de hernie ombilicale étranglée. Dans le premier cas, après avoir avivé l'anneau, il le ferma par deux points de suture, disposés en croix ; dans le second cas, après avoir débridé l'anneau en trois points différents, il pratiqua une suture après un large avivement. « Il faut, dit-il, compléter la kélotomie par la recherche de la cure radicale en *fermant hermétiquement le ventre, comme on le fait après toute laparotomie.* »

En 1890 paraît, dans le *Centralblatt für Gynækologie* (4), le travail de Zænger (de Leipzig), sur la cure *radicale de la hernie ombilicale non étranglée.*

Il fait remarquer tout d'abord que l'étude de la cure radicale de la hernie ombilicale laisse beaucoup à désirer; les anciennes statistiques de Leisrink, de Benno Schmidt, d'Anderegg n'ont rien à apprendre à ce sujet; on peut tirer seulement profit de quelques statistiques récentes de Bergmann (57 hernies libres, dont 3 abdominales, aucune ombilicale), de Arn Wolf (hôpital Augusta, à Berlin : 50 hernies, dont une ombilicale).

L'assistant de Zænger, le Dr Lehmann, a relevé dans la littérature médicale, depuis 1789 jusqu'en 1890, 27 cas d'intervention pour hernie ombilicale non étranglée; il y eut une mort seulement.

Ces 27 cas se répartissent de la sorte :

Czerny, 2 cas ;

(1) « Rev. de Hayem », 1888.
(2) BARRIER, « De la cure rad. des Hernies ombil. », Th. Paris, 1888.
(3) Acad. de méd., séance du 24 juin 1890.
(4) « Centralb. f. Gynäk. », 1890, p. 470.

Schede-Baum, 2 cas;
Socin, 2 cas;
Billroth, 1 cas;
Burkhardt, 1 cas;
Maas, 1 cas;
Hahn, 1 cas;
Bergmann, 3 cas;
Meinert, 1 cas;
Lauenstein, 1 cas;
Küster, 1 cas;
Reverdin, 1 cas;
Terrier, 3 cas;
Veirt-Mitchell et Banks.
Barker, 3 cas.

Zænger ajoute à cette liste trois observations personnelles; il rappelle les travaux de Hoffa (1) (clinique de Maas), de Lauenstein (2), cite le traité de Kœnig, où il est dit que Lawson Tait depuis quelques années déjà faisait la cure radicale des hernies ombilicales et adombilicales chez l'adulte; il cite le cas de Burkhardt, où la libération du contenu du sac herniaire ne demanda pas moins de quatre heures (3).

Il s'étonne que les gynécologues n'aient pas fait mention de la cure radicale de la hernie ombilicale, étant donné que la hernie ombilicale est surtout fréquente chez la femme. Chrobak n'en parle pas, lui qui faisait la cure radicale des éventrations consécutives aux laparotomies, par la résection du sac et de la peau, suivie de la suture du péritoine, de la suture des muscles droits et de leurs gaines aponévrotiques respectives (4); et, d'après Zænger, l'analogie est grande entre la hernie ombilicale et l'éventration post-opératoire: l'une ne diffère de l'autre que parce que l'anneau herniaire présente des bords tranchants.

(1) « Munchener », Med. Wosch. 1887.

(2) « Stamb. Festchrift », 1889.

(3) Zænger trouve l'opération de la hernie ombilicale plus facile, en général, que celle de la hernie inguinale parce que la dissection du sac, la résection de l'épiploon et du sac, la suture de l'anneau herniaire, se font au grand jour. « C'est une opération qui n'est pas beaucoup plus difficile qu'une laparotomie exploratrice. »

(4) « Internat. Clin. Raudschau », 1887.

Sans doute, dit Zænger, le nombre des récidives après la cure chirurgicale n'est pas négligeable, puisque, sur les 27 cas cités, il y en eut 7 (une fois la récidive survint après 18 mois); mais, pour quelques-uns d'entre eux, doivent être incriminés le défaut de méthode et l'absence de soins consécutifs ; pour les autres, il reste *l'insuffisance des procédés employés jusqu'alors*, même *les meilleurs*. Aussi recommande-t-il un procédé dont l'idée revient à Lawson Tait, et qu'il a appliqué trois fois avec succès.

En juillet 1891, au congrès annuel de l'Association médicale britannique (section de chirurgie), tenu à Bournemouth, s'élève une grande discussion au sujet du traitement de la hernie par la section abdominale médiane. Lawson Tait fait une longue communication, à laquelle prennent part les Drs Keetley (de Londres), Jordan Lloyd (de Birmingham), Barling, J. Greig Smith (de Bristol), Bennett May, W. Maunsell, Collaghan (de Carlow), Stanley Boyd, H. Manley (de Harlem), John Ward Cousins (de Portsmouth), qui se rallièrent en majorité à la pratique de Lawson Tait.

Dans l'exposition de sa méthode, Lawson Tait commence par accuser l'anatomie minutieuse des hernies sur le cadavre d'avoir rendu les opérations et les méthodes opératoires compliquées et laborieuses (1), puis il soumet à la critique des chirurgiens les principes suivants :

I. — Toutes nos méthodes actuelles pour le débridement des hernies étranglées qui ne sont pas justiciables du taxis (et il y en a beaucoup) sont radicalement défectueuses.

II. — Toutes nos méthodes actuelles pour tenter la cure radicale des hernies réductibles sont insuffisantes ou trop compliquées.

III. — Toutes les hernies, de toute sorte et de toute variété,

(1) « Je sais qu'au temps de mes études, la minutie apportée à l'étude anatomo-pathologique des hernies était parfaitement inutile et l'artifice avec lequel on créait les détails parfaitement ridicule.

« ... J'en suis arrivé à cette conclusion que les minuties ennuyeuses sur lesquelles l'anatomie insiste à ce sujet sont non seulement tout à fait inutiles, mais encore qu'elles ne font qu'embarrasser, attendu qu'elles inspirent des craintes à bien des jeunes gens qui devraient opérer et partant ne le font pas, et qu'elles aboutissent à l'emploi des méthodes compliquées et laborieuses pour ceux qui affrontent des opérations de ce genre. » (« Brit. med. J. », 1891, t. II, p. 685).

sauf chez les enfants, sont justiciables d'*une cure radicale simple et facile*.

IV. — Dans le cas de hernie étranglée, après avoir levé l'étranglement, il faut toujours faire la cure radicale.

Après avoir donné ces quatre règles, Lawson Tait parle de J. Wood comme du chirurgien s'étant le plus occupé de la cure des hernies ; il combat sa méthode et proclame qu'il *faut toujours ouvrir le sac herniaire*.

Si nous voulons, dit-il, que nos opérations de hernie soient vraiment curatives, trois conditions sont nécessaires :

1° L'étranglement doit être supprimé sans *aucun agrandissement de l'orifice tendinieux* à travers lequel la hernie s'est produite ;

2° Il faut *simplifier* le plus possible la méthode opératoire ;

3° Les lèvres de l'incision péritonéale ne doivent pas seules être suturées ; il faut encore faire la *réunion des tissus fibreux* pour que l'occlusion abdominale soit effective.

Lawson Tait a été amené à poser ces principes à la suite d'opérations de cure radicale de hernie qu'il dut pratiquer dans le courant d'extirpations de lésions ovariennes ou de tumeurs abdominales. Les succès qu'il a obtenus dans ces différents cas lui ont prouvé surabondamment que ces règles pouvaient être suivies par une méthode opératoire beaucoup plus facile et beaucoup plus sûre que toutes celles employées jusqu'alors. C'est cette méthode que nous décrivons plus loin sous le titre de « procédé Tait-Zænger » (pour ce qui concerne la cure radicale des hernies de l'ombilic).

En 1892 paraissent, dans les *Archives provinciales de Chirurgie* (1), le travail de M. le Dr Condamin, sur l'omphalectomie, la thèse du Dr Casteret (2) et celle du Dr Gaston (3) sur l'omphalectomie suivie de la suture à étages, enfin celle du Dr Bacri (4),

(1) « Arch. prov. de Chir. », sept. 1892. De l'omphalectomie et de la suture à trois étages dans la cure rad. des hernies ombil., par R. Condamin (de Lyon).

(2) « De la cure rad. des Hernies ombil. de l'adulte, et en particulier de l'omphalectomie avec la suture à étages », par le Dr J. Casteret, 1892.

(3) Th. Gaston, 25 nov. 1892. Elle expose e procédé u Dr Larabrie (de Nantes).

(4) « Cure rad. de la Hernie ombil. », par J. Bacri, 26 déc. 1892.

qui est un simple exposé très détaillé de la méthode de M. le Dr J. Lucas-Championnière.

De ce dernier chapitre d'historique il ressort clairement qu'il faut non seulement faire la cure radicale de la hernie ombilicale étranglée, mais tenter la cure radicale de la hernie ombilicale non étranglée chez l'adulte.

Différents moyens ont été proposés qui peuvent être classés en deux groupes.

Le premier groupe pourrait être qualifié de moyens médicaux; ce sont, en effet, des médecins qui ont tenté de guérir radicalement la hernie ombilicale par des injections sous-cutanées de substances irritantes, *méthode sclérogène.*

Le second groupe, le seul important, comprend les procédés chirurgicaux employés actuellement, *méthode chirurgicale.*

C'est avec intention que nous ne parlons pas des *bandages*, qui, chez l'adulte, ne constituent pas un mode de traitement curatif, mais sont simplement des moyens de contention pour la hernie. Nous verrons, d'ailleurs, ce qu'il faut penser du bandage au chapitre des indications de la cure radicale, chapitre qui suivra l'examen comparatif des différentes méthodes, de leurs avantages et inconvénients.

Nous dirons ensuite quelques mots de l'intervention dans la hernie étranglée et de l'intervention ou de la non-intervention dans le cas de hernie ombilicale chez l'enfant pour ce qui concerne la cure radicale de cette hernie.

# CHAPITRE II

## CURE MÉDICALE DE LA HERNIE OMBILICALE CHEZ L'ADULTE

---

### MÉTHODE DES INJECTIONS SOUS-CUTANÉES

La méthode des injections périherniaires est due à M. le Dr Luton, de Reims (1875). Le but de cette méthode était de déterminer une irritation modérée dans les tissus avoisinant le sac herniaire ; cette irritation devait entraîner une néoformation fibreuse avec rétraction graduelle des couches celluleuses lâches que traverse la hernie, de façon à supprimer les *couches de glissement* qui facilitent la locomotion du péritoine, à substituer un travail de rétraction et de condensation artificiel au retrait physiologique qui s'opère après la naissance en ces points faibles de la paroi abdominale. Donc, c'était une *méthode sclérogène.*

Différentes substances, comme on pouvait le prévoir, ont été employées dans le but de déterminer cette sclérose cicatricielle, cette rétraction des tissus périherniaires, d'où divers procédés.

I. — *Procédé du Dr Luton.* — *Injections d'eau salée.* — Pour les hernies ombilicales, M. le Dr Luton, injectait de l'eau salée dans les tissus aux quatre points cardinaux de la tumeur herniaire. Il est fait mention, dans la thèse de M. le Dr Segond, de quatre malades traités par ce procédé; deux de ces malades étaient porteurs de hernies ombilicales; il y eut, paraît-il, deux succès immédiats.

II. — *Procédé de Schwalbe.* — *Injections d'alcool.* — Carl Schwalbe employait l'alcool en injections sous-cutanées. Il l'employait sous forme de solution alcoolique à 20, 50 et 70 00, injectée tous les jours, avec, de temps en temps, quelques interruptions dans le traitement. Pour les hernies ombilicales, la durée moyenne du traitement était de deux à trois mois. Ce procédé fut employé à Stockholm, à l'hôpital du Sabbatsberg, jusqu'en 1883. Sur dix cas de hernies, tant abdominales qu'inguinales, Schwalbe, en 1888, prétendait avoir obtenu six succès, et il nous dit lui-même que, sur cinquante et un sujets en traitement, il dut pratiquer mille injections environ (1).

Ce procédé est le seul qui ait encore une légère survie. Pendant ces trois dernières années, en effet, Edward Steffen, de Zurich, a traité 306 cas de hernies réductibles par des injections d'alcool; suivant le procédé de Schwalbe (2), il a publié les résul tats obtenus dans le *Correspondenzblatt für schweizer Aertze*. La plupart du temps, dit-il, les malades peuvent continuer leurs travaux pendant la durée du traitement. Après l'injection, la plaie est lavée antiseptiquement, puis protégée par du collo dion au sublimé. Dans quelques cas cependant, un léger suintement se produisit, mais le résultat fut plutôt favorable. Le nombre des injections faites a varié, pour chaque cas, de 6 à 168; le traitement ayant comporté 168 injections a duré deux ans et demi. Une hernie de volume moyen chez l'adulte réclame de 80 à 100 grammes d'alcool. Edward Steffen employait de l'alcool à 70°, à la dose de 1 à 4 grammes, y substituant parfois de l'extrait d'écorce de chêne. Tout dernièrement, il a trouvé plus avantageux d'ajouter à l'alcool 1/200e d'acide phosphorique. Le traitement le plus long a duré quatre ans, le plus court a demandé à être suivi pendant un an.

(1) « Berlin. klin. Wosch. », 8 sept. 1884. Die Radicale Heilung der Unterleisbrüche, von C. Schwalbe.

(2) « The Lancet », 19 march 1892, p. 656-657. Herniæ reducible, the treatment of by the injection of alcool.

Dans 13 cas, le résultat fut inconnu.

Dans 29 cas, il y eut impossibilité d'intervenir pour causes diverses, telles que l'obésité ou les trop grandes dimensions de l'orifice herniaire.

Les 264 autres cas se répartissent en { 245 guérisons. / 19 améliorations.

Sur 257 cas de hernies inguinales :
216 guéries ;
16 améliorées ;
23 récidives ;
2 résultats inconnus.

Sur 13 hernies crurales :
9 guéries ;
2 améliorées ;
1 récidive :
1 résultat inconnu.

Sur 19 hernies ombilicales :
17 guéries ;
2 inconnues ;
Pas de récidive.

Sur 4 hernies de la ligne blanche :
3 guéries ;
1 améliorée.

Steffen termine en concluant que, plus le malade est jeune et la hernie récente, et plus le résultat dû au traitement par les injections d'alcool est favorable.

III. — *Procédé de Heaton et Warren. — Une seule injection sous-cutanée.* — Tandis que, dans les procédés ci-dessus, nous voyons qu'un *nombre très considérable* d'injections est nécessaire, dans le procédé actuel, une seule injection suffit ; aussi, l'on comprend que la substance employée doit être beaucoup plus active que l'eau salée ou que l'alcool. Heaton et Warren employaient l'*extrait sirupeux d'écorce de chêne,* mélangé à de petites quantités d'alcool et d'éther, et additionné d'un peu de morphine, pour rendre l'injection moins douloureuse (1).

(1) « A practica treatise on hernia », by J.-H. Warren ; London, 1882.

Comme on peut le voir, les injections périherniaires ont surtout été employées chez de jeunes sujets atteints de hernies de l'ombilic ; mais, chez l'adulte, elles n'ont donné presque aucun résultat.

Nous pouvons dire de ce procédé ce que M. le Dr Berger en disait déjà en 1888 : son efficacité est restreinte à des cas simples pour lesquels tous les *procédés et même les bandages* sont presque *également applicables* (1). Et, en effet, c'est surtout chez les enfants que ce procédé a paru donner quelques résultats.

C'est à dessein que nous n'avons pas parlé du procédé ancien de Van der Lee, de Wœrden, l'injection d'une solution d'alcool dans le sac herniaire (2). On comprend aisément les dangers de cette méthode.

Quant à Keetley, dont les observations de hernies traitées par les injections sous-cutanées sont assez détaillées, il n'a pas appliqué ce procédé aux hernies de l'ombilic. Il s'abstient de toute opération et se borne à recommander la cure de Banting, qui amène un soulagement notable dans l'état de ces femmes, qui sont ordinairement obèses (3).

Nous conclurons donc que le procédé des injections périherniaires chez l'adulte *doit être complètement abandonné*, malgré les quelques résultats qu'il semble avoir donnés récemment entre les mains de Steffen.

(1) « Rev. des Sc. méd. », Hayem, 1888. « Cure rad. des Hernies », par le Dr P. Berger.

(2) De 1879 à 1884, six hernies ombilicales, traitées par ce procédé, auraient donné quatre résultats satisfaisants.

(3) « Assoc. méd. britann. », 55e session tenue à Dublin, du 2 au 5 août 1887.

# CHAPITRE III

## CURE CHIRURGICALE DE LA HERNIE OMBILICALE CHEZ L'ADULTE

### PREMIER PROCÉDÉ DE LAWSON TAIT

Le premier procédé employé par Lawson Tait a été lu par lui à la séance de la Société clinique et pathologique tenue à Birmingham le 26 octobre 1883, et présidée par Lloyd Owen (1). Cette courte note sur la cure radicale de la hernie ombilicale fut ensuite publiée dans le *British medical Journal*, deux mois après (2).

Lawson Tait, après avoir fait quelques recherches sur la cure radicale de la hernie ombilicale, s'étonne que, dans la plupar des ouvrages classiques, il n'en est pas fait mention et que, dans les traités spéciaux, on ne lui consacre que quelques réflexions insuffisantes.

Il a trouvé rapportés, en particulier dans le livre de John Wood, quelques cas d'opérations de hernies ombilicales par la méthode des sutures sous-cutanées ; mais ces opérations ont été faites surtout chez l'enfant, et les résultats définitifs qu'elles ont

(1) « Radical cure of Exomph. » ; Birmingham and midland counties branch pathological and clinical section, 26 oct. 1883.
(2) On the radical cure of Exomphalos, by L. Tait (« Brit. med. J. », déc. 1883).

donnés ne sont pas indiqués. Cette méthode des sutures sous-cutanées était suggérée par les particularités anatomiques de la hernie ombilicale, à savoir :

1° Contenu herniaire presque toujours épiploïque ;

2° Adhérence de l'épiploon à la surface interne du sac ;

3° Irréductibilité habituelle de la masse herniaire.

Lawson Tait adresse deux objections capitales à cette méthode :

*Première objection.* — Il est très difficile de s'assurer que toute la hernie, intestin et épiploon, a réintégré complètement le domicile abdominal, et la possibilité de serrer les fils de suture, alors que tout n'est pas réduit, constitue un danger sérieux dans l'emploi de la méthode.

*Deuxième objection.* — L'orifice herniaire peut ne pas être unique, et alors les orifices accessoires resteront ouverts, il n'y aura pas de cure radicale.

Wood pense que l'adhérence épiploïque au sac herniaire, loin de constituer un inconvénient sérieux à l'opération, peut, dans certains cas, contribuer au succès de la cure radicale. L'existence d'un bouchon épiploïque aiderait à l'occlusion de l'orifice herniaire, et on pourrait éviter l'étranglement du tissu épiploïque par la suture, d'après la façon de la placer.

Lawson Tait est d'une opinion absolument différente et opposée. D'après sa pratique personnelle, il conclut que le *maintien dans l'anneau d'un seul fragment épiploïque est un obstacle complet* à la permanence de l'occlusion de l'orifice herniaire.

Enfin, il fait à la méthode de Wood une dernière objection. « Tout ce qu'on peut gagner à cette opération, dit-il, est l'union des surfaces opposées du péritoine, et une telle union ne semble pas devoir résister longtemps à une force de distension un peu considérable. Je n'ai vu faire qu'une opération de ce genre, il y a bien des années : le résultat fut aussi satisfaisant que possible pendant quelques mois, mais la malade revint bientôt dans le même état qu'avant l'opération. »

Après avoir combattu le procédé de J. Wood, Lawson Tait expose le sien, qu'il a primitivement imaginé pour la cure des hernies ombilicales étranglées. Dans ces cas, il n'a jamais fait d'opération *extrapéritonéale*, comme on le recommandait ; le procédé qui consiste à ouvrir largement le sac herniaire est de beaucoup le plus sûr. Si on fait l'opération sans ouvrir le sac herniaire, dit-il, la patiente bientôt se trouve affligée d'une hernie plus volumineuse. Dans ces cas, au nombre de onze, il a ouvert le sac, détruit les adhérences, enlevé l'épiploon hernié et irréductible, avivé *les bords de l'anneau* et suturé *ces bords*. Onze succès ont suivi ces onze opérations.

Depuis cinq ou six ans qu'il a commencé à détruire les idées erronées et les craintes non justifiées que l'on avait sur la réaction péritonéale vis-à-vis des opérations abdominales, Lawson Tait s'est occupé de la cure radicale des hernies ombilicales comme étant une des questions plus importantes de la chirurgie. Et voici comme il la pratique :

« J'ai délibérément ouvert nombre de sacs herniaires ombilicaux ou péri-ombilicaux; j'ai réduit l'intestin, j'ai sectionné l'épiploon adhérent, j'ai avivé les bords de l'anneau ou des anneaux herniaires, j'ai suturé ces bords par un fil de soie continu. J'ai ainsi exécuté la fermeture complète du sac et de l'anneau...

... Comme on pouvait s'y attendre, aucune mortalité n'est survenue à la suite de cette opération. Les résultats ont été définitifs. Les personnes que j'ai opérées étaient grosses, certaines très obèses; la dernière même était enceinte.

... Je conclurai en disant que j'ai l'idée que la cure radicale de toute hernie autre que l'ombilicale sera, dans quelque temps, entreprise par la *laparotomie*.

En résumé, voici les différents points de ce procédé de Tait :

I. — *Ouverture large du sac de la hernie.*

II. — *Réduction de l'intestin hernié.*

III. — *Ligature et résection de l'épiploon.*

IV. — *Avivement des bords de l'anneau.*

V. — *Suture des bords de l'anneau par un surjet à la soie.*

Préoccupé de la bonne suture des tissus fibreux et persuadé qu'elle était le point le plus important de l'opération, Lawson Tait perfectionna peu à peu sa méthode ; et, pour que les tissus fibreux puissent mieux s'unir, il chercha à les aviver soigneusement, a avoir un avivement d'une certaine étendue. De là lui vint l'idée du *dédoublement des tissus aponévrotiques* qui forment le pourtour de l'anneau, dédoublement qui fut ensuite hautement préconisé par Zænger.

## SECOND PROCEDÉ DE LAWSON TAIT OU PROCÉDÉ TAIT-ZÆNGER

Zænger, après avoir lu un écrit de Lawson Tait sur la question de la cure des hernies de l'ombilic, pénétré de l'importance du dédoublement pour le bon avivement des tissus fibreux, fit connaître cette notice nouvelle (1) et appliqua les règles fondamentales de Lawson Tait dans les quelques opérations de hernie ombilicale qu'il pratiqua (et qui sont relatées plus loin) (2), et, en 1890, il décrivait la technique opératoire dans le *Centralblatt für Gynækologie* (3).

Après avoir fait un court historique de la question, après avoir posé les indications et contre-indications de l'intervention chirurgicale, Zænger décrit la méthode qu'il croit la meilleure. Voici, d'ailleurs, ses propres paroles :

« Quant à ce qui concerne mes recherches personnelles sur la cure radicale de la hernie ombilicale, j'ai eu, dans plusieurs laparotomies, l'occasion d'intervenir en même temps pour pratiquer la cure de petites hernies de l'ombilic. Je procède de la façon suivante : incision de l'ombilic et de l'anneau ombilical; de chaque côté, division *de la lame fibreuse aponévrotique* de la ligne blanche en deux *plans superposés;* cette division est pratiquée à l'aide d'une incision profonde d'environ 1 centimètre, incision portant sur la tranche de la plaie fibreuse et suivant un plan *parallèle au péritoine pariétal,* à la paroi. La plaie qui en

(1) Voir le « Centralb. f. Gynæk. », 1888, p. 768.

(2) Voir Obs. VIII, IX, X.

(3) « Centralb. f. Gynæk. », 1890, nº 27, p. 473. Zur Radikaloperation grosser, nicht eingeklemmter Nabelbrüche, von M. Zænger (Leipzig). (Vortrag in der Sitzung der Gesellschaft für Geburtshilfe zu Leipzig, vom October 1889.)

résulte et qui occupe la place de l'ombilic fibreux peu vasculaire est fermée par une suture à la soie.

« ... J'ai souvent tiré avantage de ce procédé de dédoublement dans les cas de parois minces de l'abdomen.

« ... J'ai pratiqué trois fois pour de grosses hernies ombilicales la cure radicale de cette manière.

« En résumé, voici les principaux points de la technique opératoire pour la cure radicale des hernies ombilicales non étranglées :

« Préparatifs aseptiques comme dans toute laparotomie.

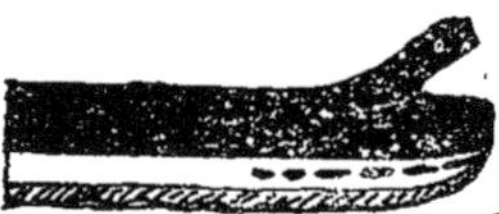
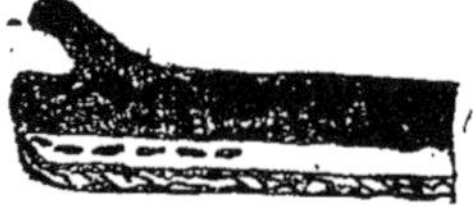

Fig. 1. — Peau et tissu cellulaire sous-cutané ; plan aponévrotique ; péritoine.

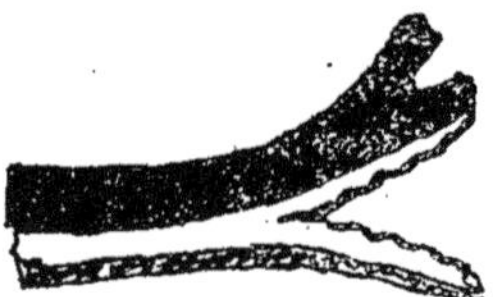
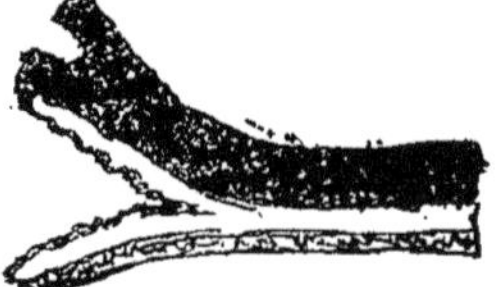

Fig. 2. — Dédoublement du plan aponévrotique.

« Libération prudente et minutieuse du contenu du sac herniaire avec résection de la masse épiploïque herniée.

« Suture solide et serrée de l'anneau ombilical avivé (fendu suivant la méthode de Lawson Tait). Suture faite à la soie (pas de catgut, pas de fils résorbables).

« Résection de l'ombilic cutané jusqu'au niveau de la peau normale.

« Suture serrée de la plaie cutanée, faite également avec de la soie ou avec tout autre agent de suture non résorbable.

« Après l'opération, repos au lit prolongé.

« Avec cette méthode bien appliquée, on peut espérer n'avoir pas de récidive herniaire. »

Ainsi donc, le procédé Tait-Zænger consiste dans le *dédouble-*

*ment de l'anneau ombilical* et, d'une façon plus générale, de l'*anneau herniaire*. On pratique un clivage chirurgical de l'anneau fibreux, clivage qui le divise en deux plans :

1° Un plan *fibro-péritonéal*;

2° Un plan *fibro-cutané*.

Ces deux plans sont ensuite réunis respectivement l'un à l'autre par une suture à la soie.

Cette méthode offre trois avantages principaux :

1° L'avivement présente une surface de 1 centimètre environ pour chaque lambeau ;

2° La suture du plan fibro-péritonéal détermine dans la cavité péritonéale la production d'une crête médiane de la paroi, qui divise l'effort des viscères abdominaux contre la paroi en deux courants latéraux par rapport à l'ombilic ;

3° Les insertions musculaires au pourtour de l'anneau et les insertions ligamenteuses qui se font à sa face profonde sont conservées.

Mais il s'en faut de beaucoup que l'anneau puisse être toujours dédoublé, en pratique, conformément à la théorie; ou, si le dédoublement est praticable, on a parfois deux lambeaux fibreux qui, isolés, vont être moins aptes à consolider la paroi. Si, dans certains cas, l'anneau est dur, rigide, dans d'autres il est friable et peu vital. L'application de ce procédé est donc réservée à certains cas, où il a, d'ailleurs, donné de bons résultats entre les mains de Lawson Tait et de Zænger.

## MÉTHODE DE M. LE Dr J. LUCAS-CHAMPIONNIÈRE

M. le Dr Lucas-Championnière applique pour les hernies ombilicales les règles générales qu'il a posées pour la cure radicale des hernies, et particulièrement pour la hernie inguinale, à savoir : *faire une opération efficace, mais sans danger* (1). Dans ce but, trois grandes indications sont à remplir :

(1) « Cure rad. des Hernies », Dr Lucas-Championnière, chap. IV, p. 43.

I. — Détruire le sac séreux, plan glissant sur lequel s'engagent les viscères.

II. — Supprimer l'orifice ou le canal de la paroi abdominale, constituer à sa place une cicatrice puissante et solide, supportant le choc des viscères habitués à forcer la paroi à ce niveau.

III. — Attirer dans le sac tout ce qu'on peut du tablier épiploïque et le réséquer.

La méthode générale sera toujours suivie, quelles que soient la variété ou la disposition particulière de la hernie; mais les modifications nécessaires se feront pour chaque cas, tout en suivant une ligne de conduite régulière (1).

Pour le cas particulier de la hernie ombilicale, voici comment procède M. le Dr Lucas-Championnière :

1° *Incision des téguments.* — L'incision *courbe* est préférable, elle doit être étendue; en général, toute incision qui permet de découvrir largement le pédicule de la hernie, c'est-à-dire l'orifice ombilical, est bonne.

2° *Ouverture du sac.* — Cette ouverture est faite avec beaucoup de précaution, en raison des adhérences possibles et fréquentes de l'intestin à la paroi.

3° *Résection de l'épiploon.* — Quand l'épiploon est adhérent, M. le Dr Lucas-Championnière emploie l'artifice suivant, qui est de *fendre largement* l'orifice ombilical pour arriver sur l'épiploon intra-abdominal libre, que l'on attire au dehors; on détache ainsi l'épiploon de la partie libre vers la partie adhérente. L'épiploon disséqué, les autres temps de l'opération sont les suivants :

1. *Étaler* l'épiploon sur des compresses antiseptiques; saisir les deux extrémités du tablier épiploïque avec de longues pinces.
2. *Séparer l'épiploon en segments* distincts (2) et placer, à l'aide d'une aiguille mousse à chas mobile, autant de fils doubles de catgut qu'il y a d'ouvertures, ramener deux à deux les chefs libres de chacun des fils, s'assurer que ceux de chaque

(1) « Cure radicale des Hernies », pages 65 et 323. « Il faut accommoder les grands principes de la méthode aux conditions anatomiques et physiologiques de ces hernies. »

(2) « On peut dédoubler les feuillets épiploïques et faire ses groupes de ligatures séparément sur chacun des deux feuillets ainsi éloignés l'un de l'autre. C'est ce procédé que je

groupe sont entrecroisés entre eux et n'ont aucune connexion avec ceux du groupe voisin.

3. Faire une *ligature en chaîne.* — « Le grand principe, c'est de ne jamais faire de ligature unique, isolée, mais de toujours fermer les vaisseaux de l'épiploon en formant une chaîne de catgut qui n'ait que peu de chances de glissement. Les fils seront toujours placés par groupes deux à deux et toujours repris avec soin l'un dans l'autre, comme les maillons d'une chaîne. Ces anneaux se soutiennent deux à deux, font corps avec les tissus, de façon à éviter les chances d'échappement (1). »

4° *Dissection du sac.* — M. le Dr Lucas-Championnière condamne le décollement du sac fait avec les doigts comme défectueux et ne permettant qu'une dissection très incomplète. Il faut :

1. Disséquer toujours de *bas en haut*, en attirant énergiquement le sac en bas pendant qu'on poursuit la dissection vers le collet de la hernie.

2. Réduire le sac à sa *partie la plus mince* et, pour le séparer des connexions périphériques, employer exclusivement l'instrument tranchant, le bistouri ou plutôt « de petits ciseaux mousses ».

3. Tout en disséquant avec les ciseaux, faire *subir des tractions legères* comme au sac de la hernie inguinale, de façon à remonter dans l'abdomen, à tirer au dehors la partie du péritoine intra-abdominal qui avoisine l'anneau ombilical, et à effacer ainsi tout infundibulum.

5° *Ligature et extirpation du sac.* — Suivant les dispositions du sac herniaire, le sac sera fermé de différentes façons :

1. Sac de dimensions moyennes, pédicule petit : *ligature double* par transfixion (2). Entrecroisement des deux fils;

recommande d'une manière générale, quoiqu'il soit un peu plus difficile à exécuter; mais il donne des résultats bien plus satisfaisants et vous assure complètement contre toute compression, si l'intestin vient à subir une distension extrême par le gaz.

« Il est bon, du reste, de s'habituer à pratiquer ce dédoublement, car, avec certaines dispositions de l'épiploon (l'amas ou cordes épiploïques), il devient absolument *nécessaire.* » « Cure rad. des Hernies », Lucas-Championnière, p. 119).

(1) « Cure rad. des Hernies », Dr Lucas-Championnière, p. 121.

(2) *Ibid.* Voir fig. 39, p. 324.

puis, les fils noués, ligature circulaire totale faite avec l'extrémité des fils de l'une ou des deux ligatures partielles.

2. Sac plus volumineux *trois fils associés* en chaîne (1).
3. Sac déchiré ou aminci ; multiplier les groupes de ligatures doubles de catgut en chaîne, ligature absolument analogue à celle de l'épiploon (2).

Il faut bien s'assurer qu'il n'existe plus d'adhérences du pédicule du sac à la partie interne de la circonférence de l'anneau ombilical, afin que le sac fermé soit mobilisable.

6° *Suture de l'orifice ombilical.* — Cette suture se fait soit avec du catgut, soit avec des fils de soie. Elle porte exclusivement sur les tissus fibreux de la ligne blanche si l'incision est médiane ; sur des tissus fibreux et musculaires si l'incision est latérale, et, dans ce cas, il faut prendre dans la suture le feuillet antérieur de la gaine aponévrotique, le muscle et le feuillet postérieur. Cette suture est une suture à *points séparés.*

Mais, ava d'oblitérer l'orifice ombilical, il est souvent utile de passer, à travers toute l'épaisseur de la paroi abdominale, trois ou quatre crins de Florence sortant à 15 centimètres environ des bords de l'incision. Ces points de suture en masse permettent l'affrontement plus exact des lèvres de la plaie et augmentent la solidité de la cicatrice (3).

7° *Suture de la paroi abdominale.* — Suture spéciale, analogue à celle des plaies d'ovariotomie.

1. *Sutures musculaires* à points séparés, en nombre variable et destinées à donner plus de solidité à la paroi.
2. *Suture cutanée,* faite au crin de Florence. Les points superficiels, aussi nombreux que les points profonds, alterneront les uns avec les autres.

8° *Drainage.* — On peut, à la rigueur, se passer de drainage ; mais il vaut mieux le faire, étant donné que l'on opère généralement des personnes obèses. Or, il peut exsuder une certaine quantité

(1) « Cure rad. des Hernies », Dr Lucas-Championnière. Voir fig. 40, p. 326.
(2) *Ibid.* Voir fig. 41, p. 327.
(3) « Nous pensons que l'emploi de ces points séparés profonds au crin de Florence devient une nécessité dans les cas où l'on peut prévoir une distension excessive ultérieure de l'abdomen ou de violents efforts de toux et de vomissements.
« C'est pourquoi nous en conseillons l'usage dans tous les cas, puisqu'ils n'ont que des avantages, sans inconvénient aucun. » (Th. de Bacri, 1892, p. 41).

de liquide séreux ou séro-sanguinolent, consécutivement au travail de l'opérateur sur une couche adipeuse considérable ; et, sans le drainage, cette exsudation constitue pour la cicatrice une cause de tension qui contribue à l'affaiblir.

Le drain doit être placé en avant du plan des sutures de l'anneau ombilical ; il est *court* et de *calibre moyen.*

L'opération de la cure radicale des hernies ombilicales, telle que la pratique M. le Dr Lucas-Championnière, peut se résumer essentiellement en deux points :

1° *Dissection du sac aminci jusqu'au delà de l'orifice ombilical;*

2° *Suture de la paroi à trois étages* (deux principaux, le profond pour l'anneau, le superficiel pour la peau), absolument analogue à celle qu'il pratique pour les plaies de l'abdomen.

L'anneau ombilical est resserré et oblitéré ; quant à l'ombilic cutané, il n'est réséqué que dans les conditions particulières de hernies ombilicales.

Nous venons de *décrire le type de la méthode ;* voyons les procédés qui se rapprochent d'elle ou peuvent prendre rang à côté d'elle.

A. *Procédé du Dr Socin.* — Ce procédé a été bien décrit dans la thèse de Mestral, (de Bâle) (1). Voici, en résumé, les divers temps du manuel opératoire :

1. Dissection, isolement et extirpation *totale* du sac.
2. Résection de la masse épiploïque, préalablement divisée en plusieurs segments liés avec des fils de soie.
3. Avivement de l'anneau ombilical.
4. Suture de la plaie, trois étages :
   1° Suture péritonéale ;
   2° Suture de l'anneau fibreux ;
   3° Suture cutanée.

B. *Procédé de M. le professeur Berger.* — M. le professeur Berger recommande la *dissection minutieuse* du sac du bord interne de l'anneau ombilical ; cette dissection attentive et fine permet seule une extirpation totale du sac et la *disparition de l'infundibulum péritonéal* (2).

(1) Mestral (Bâle). « De l'opér. rad. de la Hernie » ; Lausanne, 1881.

(2) « Cure rad. des Hernies », par P. Berger, 1888. « Il faut remarquer que, si cette dissection (du sac) est faite d'une façon trop sommaire, on est arrêté par l'adhérence du collet du sac aux anneaux herniaires. »

Dans certaines hernies ombilicales, il est nécessaire d'*aviver* les bords de l'anneau herniaire et quelquefois de *le fendre* par en haut et par en bas, pour faciliter leur affrontement très exact par la suture.

C. *Procédé de M. le Dr Routier.* — Ce procédé est bien exposé dans la thèse de Barrier, inspirée par M. le Dr Routier (1).

*Premier temps.* — Incision au bistouri de la peau des différentes couches sous-cutanées et ouverture du sac.

*Deuxième temps.* — On quitte le bistouri pour ne plus le reprendre et on réduit immédiatement l'intestin et l'épiploon s'il n'y a pas d'adhérences. S'il y en a, on les déchire avec le doigt, en ménageant soigneusement l'intestin s'il est adhérent. (Si on ne peut rompre les adhérences avec le doigt, on coupe dans le vif de l'épiploon et on laisse attachées à l'intestin les parties où siègent les adhérences.)

*Troisième temps.* — Une fois l'épiploon bien pédiculisé, on le lie en masse, si le pédicule est petit, avec un fil de catgut ; si le pédicule est trop gros, on le traverse avec l'aiguille mousse de M. Lucas-Championnière, armée d'un fil double, et l'on fait une ligature en chaîne. Puis, avec les ciseaux, on résèque l'épiploon en deçà de la ligature et on réduit le pédicule après constatation d'hémostase.

*Quatrième temps.* — On saisit les bords du sac avec des pinces à forcipressure et on le *dissèque avec soin jusqu'au delà de son collet* si on le peut ; on le lie ensuite au-dessus du collet de la même façon que l'épiploon, puis on réduit son pédicule.

*Cinquième temps.* — On fait un seul plan de suture embrassant toute l'épaisseur de la paroi abdominale, y compris le péritoine.

Pour M. le Dr Routier, il est presque toujours avantageux de réséquer une portion de la peau recouvrant la tumeur herniaire.

Quant au bandage, il n'est point nécessaire ; dans certains cas où M. Routier l'avait employé, il a vu le drain littéralement comprimé par les sutures ; un bon affrontement fait disparaître toute cavité.

Point n'est besoin de bandage ; il suffit, comme dans les lapa-

(1) Barrier. « De la Cure rad. des Hernies omb. ». Th. Paris, 1888.

otomies, de faire porter aux opérés une large ceinture qui maintienne bien également les parois de l'abdomen.

Nous ferons remarquer que, si M. le Dr Routier n'avive pas ordinairement les bords de l'anneau ombilical, il reconnaît qu'il existe des cas où, le pourtour fibreux de l'ombilic étant très épais et très résistant, l'avivement non seulement peut, mais doit être pratiqué. Il fait observer qu'on peut ne point lier le sac puisqu'on le comprend ensuite dans la suture pariétale de l'abdomen et qu'on assure ainsi son oblitération.

D. *Procédé de M. le Dr Terrier.* — M. le Dr Terrier a coutume de *fendre crucialement* l'anneau ombilical ; l'épiploon et le sac herniaire réséqués, il régularise les parties flottantes des lambeaux, puis fait la suture *des bords avivés*.

# OMPHALECTOMIE

L'omphalectomie, en tant que résection de l'anneau ombilical, n'est pas un procédé nouveau. Hutin l'a peut-être pratiquée en 1845. Certains chirurgiens l'ont faite au cours de laparotomies pour affections ovariennes (Spencer Wells, Lucas-Championnière). En tant que méthode générale pour la cure radicale de la hernie ombilicale, elle est de date moderne. Nous décrirons la pratique suivie par M. le Dr Hartmann, le procédé que propose M. le Dr Condamin et enfin le procédé de M. le professeur Le Dentu (1).

## PROCÉDÉ DE M. LE Dr HARTMANN

M. le Dr Hartmann, depuis plus d'un an déjà, fait l'omphalectomie et la suture à trois étages. Il a été amené à ce procédé chirurgical à la suite d'un incident opératoire, légère hémorrhagie due à de fortes adhérences épiploïques au collet du sac. Depuis lors, sauf cas exceptionnels, il a pour règle, dans la cure

(1) M. le Dr Pozzi a fait l'omphalectomie dans le cas de cure radicale de hernie ombilicale.

radicale de la hernie ombilicale, de commencer par faire une incision latérale sur la paroi fibro-musculaire de l'abdomen ; de cettefaçon, on peutpoursuivre l'épiploon de la cavité abdominale vers le sac herniaire, on peut le réséquer aussi haut que possible vers sa portion adhérente ; on achève ensuite l'excision de l'anneau et on fait une suture à trois plans. Nous avons revu, il y a quelques jours, une des malades opérées par M. le Dr Hartmann par ce procédé : il y a huit mois qu'elle a subi la cure radicale, et le résultat est aussi parfait que possible. La cicatrice est *très solide*. Cette femme, forte, grande, obèse, dont le poids est de 215, peut maintenant vaquer à ses travaux habituels sans ressentir aucune gêne, et, fait intéressant, elle n'a jamais porté de bandage après son opération ; une simple ceinture de flanelle soutient son ventre proéminent.

## PROCÉDÉ PROPOSÉ PAR M. LE PROFESSEUR CONDAMIN (DE LYON)

Ce procédé se résume en deux termes : *omphalectomie, suture à trois étages*. Si l'on ne tient pas compte des complications diverses qui peuvent survenir dans le cours de toute hernie, voici quels sont les différents temps de la cure radicale, tels que M. le professeur Condamin les a exposés récemment dans les *Archives provinciales de Chirurgie* (1) :

*Premier temps*. — Incision péri-ombilicale double entourant la totalité du pédicule herniaire, remontant et descendant à 3 ou 4 centimètres au-dessus et au-dessous de l'ombilic. Après l'incision de la peau, empiéter latéralement sur le dédoublement de l'aponévrose des droits, jusqu'à ce que les bords de ceux-ci soient visibles, et continuer la dissection pour enlever le péritoine qui forme le sac et tapisse la face profonde de l'anneau.

(1) « Arch. prov. de Chir. ; omphalectomie », par R. Condamin, sept. 1882.

2° *Deuxième temps.* — L'ombilic étant enlevé s'il s'agit d'une hernie simple, ou bien étant libéré de l'épiploon et des adhérences intestinales, s'il s'agit d'une hernie étranglée, on régularise les surfaces de section et on passe les deux gros fils métalliques aux deux extrémités de l'incision.

*Troisième temps.* — Un aide tirant sur ces deux fils, on commence la suture du péritoine si l'écartement transversal n'est pas trop considérable; sinon, on la fait précéder du passage des fils profonds qui serviront à rapprocher les surfaces cruentées.

*a.* Suture du péritoine en surjet à points passés du Dr Doyen (de Reims) (1). Arrêt du fil de soie à l'extrémité inférieure de la plaie par le procédé de Condamin (2).

*b.* Suture du second plan, intéressant, si c'est possible, les deux aponévroses antérieure et postérieure des droits, mais surtout le feuillet profond qui constitue les tendons transversaux des muscles de la paroi abdominale. Même procédé de suture que pour le péritoine.

*c.* Suture de la peau à points entrecoupés avec fil métallique; si cette couche est très épaisse, faire alternativement un point profond et un point superficiel.

Application d'abord d'un pansement, puis d'un bandage compressif.

Ce procédé est décrit, dans la thèse du Dr Casteret, sous le nom d'*omphalectomie avec ouverture des gaines*, par opposition à l'*omphalectomie proprement dite*, omphalectomie sans ouvertures des gaines (3).

Dans ses deux expériences cadavériques, M. le professeur Condamin a employé l'aiguille de Reverdin pour le passage des fils profonds destinés à soutenir la paroi et à permettre de faire plus facilement les sutures péritonéales et aponévrotiques. M. le Dr Casteret recommande l'*aiguille de Kroft* comme préférable à celle de Reverdin pour transfixer la paroi, puis on rapproche et on fixe par des crampons ou des tubes de Galli les

(1) « Arch. prov. de Chir. », 1er juillet 1892, p. 73.

(2) De l'Omphalectomie (« Extrait des Arch. prov. de Chir. », 1892, p. 22, fig. 7).

(3) « De la Cure rad. des Hernies omb. de l'adulte, et en particulier de l'omphalectomie avec la suture à étages », Dr J. Casteret, 1892, p. 35.

parois qui viennent se mettre peu à peu en contact. C'est dans les hernies ombilicales très volumineuses que cet artifice rend de très grands services ; grâce à lui, les deux lèvres de la plaie abdominale peuvent être rapprochées et attirées en avant.

D'après M. le Dr Condamin, dans la majorité des cas, les deux fils suspenseurs de la paroi, situés aux deux extrémités de la plaie, sont suffisants (1) pour pratiquer commodément la suture à étages ; ce n'est que dans les cas de hernies ombilicales très volumineuses et d'épaisseur considérable de la paroi de l'abdomen que les fils profonds plus nombreux et intéressant toute la paroi seront préférables.

Deux points sont particulièrement importants dans l'application de ce procédé :

1° La résection large de l'ombilic fibreux, c'est-à-dire l'ouverture simultanée des gaines des muscles droits de l'abdomen ;

2° La suture musculo-aponévrotique, particulièrement l'affrontement de la couche aponévrotique profonde (2).

Pour résumer l'ensemble du manuel opératoire ou plutôt l'idée prédominante, nous citerons les termes mêmes de M. le Dr Condamin :

« On *n'aura pas à se préoccuper de la hernie ombilicale elle-même*. On se contentera d'examiner son collet et de pratiquer latéralement, de chaque côté, deux incisions courbes se réunissant à 3 ou 4 centimètres au-dessus et au-dessous de lui ; on incisera toutes les couches jusqu'à ce que l'on soit arrivé sur le péritoine pariétal et on *enlèvera ainsi, comme s'il s'agissait d'une tumeur, toutes les enveloppes de la hernie.*

« ... Lorsque le collet du sac est enlevé d'abord, *puis ouvert ensuite*, il sera beaucoup plus simple de procéder à la libération du paquet hernié (3). »

Le traitement consécutif de l'opération consiste dans le

(1) Voir fig. 3, p. 17, travail de Condamin sur l'omphalectomie, et fig. 11, p. 46, thèse de Casteret, sur la Cure rad. des Hernies de l'adulte.

(2) Des schèmes de la suture se trouvent fig. 4 et 5, p. 18, dans le travail de Condamin, et fig. 1, p. 45, et fig. 3, p. 63, dans la thèse de Casteret.

(3) Condamin, p. 69.

port d'une simple *ceinture* abdominale, comme après toute laparotomie.

Préoccupé surtout de la *cure radicale*, M. le professeur Condamin fait d'abord la *laparotomie*, accessoirement ou plutôt secondairement il pratique la *herniotomie* ; L'omphalectomie fibreuse, constituant le premier temps de l'opération, fait à elle seule l'originalité du procédé employé par le professeur de Lyon. De même que M. le Dr Lucas-Championnière, dans la cure de la hernie inguinale, va directement sur la paroi fibreuse du canal et la fend dans toute son étendue avant de songer à traiter le sac herniaire et son contenu, ainsi, dans la cure radicale de la hernie ombilicale, M. Condamin découvre largement l'anneau fibreux et le résèque immédiatement.

L'étude du procédé du Dr Condamin est presque exclusivement théorique. Née de la pratique suivie par Daniel Mollière dans la cure de la hernie ombilicale étranglée, cette modification chirurgicale repose sur la supériorité reconnue des sutures à étages multiples dans la réunion des plaies de l'abdomen. Cette suture, dans le cas présent, n'est possible que si on fait l'omphalectomie.

M. Condamin étend son procédé de cure opératoire aux hernies de la ligne blanche, aux hernies sus et sous-ombilicales, aux hernies lombaires, bref à toutes celles consécutives à un traumatisme quelconque des parois de l'abdomen.

## PROCÉDÉ DE M. LE PROFESSEUR LE DENTU

1. *Incision des téguments.* — L'incision doit être longitudinale, médiane par rapport à la tumeur herniaire et s'étendre franchement d'un point circonférentiel voisin de la base de la tumeur au point diamétralement opposé. Il faut pratiquer ce premier temps opératoire avec beaucoup de prudence, surtout sur le point saillant de la tumeur, où la peau est souvent peu épaisse.

L'incision du tissu cellulaire sous-cutané se fait couche par couche, jusqu'à ce que le bistouri effleure la paroi du sac.

2. *Ouverture du sac.* — La paroi du sac est attirée légèrement à l'aide d'une pince et l'ouverture est faite au bistouri en dédolant. L'orifice pratiqué, le sac est ensuite fendu sur toute sa longueur par une incision parallèle et sous-jacente à l'incision des tissus, si l'on est en présence d'un sac unique (1); si le sac principal est flanqué de sacs surajoutés, de diverticules (2), ces sacs accessoires doivent être aussi largement ouverts que le sac principal.

3. *Résection de l'épiploon.* — L'intestin réduit, s'il est hernié, il faut réséquer la masse épiploïque. En attirant au dehors les parties reconnaissables, profondes de l'épiploon, il est plus facile de distinguer la masse épiploïque dans les cas difficiles où l'aspect s'est trouvé modifié par l'âge de la hernie et par la multiplicité des adhérences ou la doublure graisseuse des parois du sac.

M. le professeur Le Dentu recommande pour la ligature la technique suivante :

1° *Étaler* le tablier épiploïque.

2° Pratiquer, au voisinage de l'orifice ombilical, des *ouvertures* dans l'épaisseur de l'épiploon et dans l'interstice des vaisseaux. Ces ouvertures sont faites soit avec les doigts, soit à l'aide des mors d'une pince à forcipressure. Leur nombre est variable suivant l'étendue et l'épaisseur de l'épiploon hernié.

3° Lier *isolément* chacun des tronçons d'épiploon, soit avec du catgut, soit avec de la soie.

4° Faire une *ligature étagée*, c'est-à-dire faire en sorte que chaque pont épiploïque soit étranglé à des hauteurs différentes.

La ligature finie, l'épiploon est réséqué et chaque lambeau est réduit *successivement* dans la cavité abdominale à travers l'anneau ombilical.

4. *Omphalectomie.* — Pour faire la résection de l'anneau ombilical, il est nécessaire de découvrir le pourtour fibreux de l'anneau; il faut donc commencer par la dissection du sac, dissection souvent laborieuse à cause des adhérences du sac et de la peau. Le sac étant bien isolé, la paroi fibro-musculaire est mise

(1) Hernie omb. opérée, le 3 févr. 1893 par le prof. Le Dentu, hôp. Necker. Voir Obs. I.
(2) Hernie omb. opérée », le 16 déc. 1892, par le prof. Le Dentu. Voir Obs. II.

à nu dans la région sus et sous-ombilicale surtout. Alors, voici comment M. le professeur Le Dentu pratique la résection de l'ombilic :

Introduisant l'index gauche dans l'anneau ombilical, il soulève cet anneau et refoule en même temps l'intestin, pendant qu'avec des écarteurs les aides mettent bien en lumière le champ de la paroi abdominale. Ayant comme guide l'index gauche, dirigé en bas sur une des parties latérales de l'anneau, il attaque de la main droite, à l'aide de ciseaux, le pourtour fibreux de l'ombilic et résèque un triangle pariétal à bords curvilignes, à base aboutissant à l'ombilic et à sommet sous-ombilical. La résection d'un triangle supérieur, pratiquée de la même façon, mais en sens inverse (sommet sus-ombilical, base aboutissant à l'ombilic), complète l'omphalectomie.

Dans son ensemble, la plaie faite à la paroi a l'aspect d'un losange allongé ou plutôt d'une ellipse. La portion réséquée comprend non seulement le pourtour fibreux de l'anneau, mais encore une portion de la paroi sus et sous-ombilicale. C'est donc une plaie de *laparotomie;* la suture de l'anneau n'est plus en question, il s'agit d'une suture abdominale ordinaire.

5. *Suture de la paroi.* — Elle constitue un des temps ordinairement pénibles de l'opération, en raison de l'épaisseur fréquente du tissu cellulaire sous-cutané.

1° *Suture péritonéo-musculaire.* — Cette suture est une suture en surjet, faite avec un catgut résistant, assez volumineux. M. le professeur Le Dentu emploie habituellement le catgut n° 4, et il se sert, pour pratiquer la suture, de l'aiguille de Hagedorn la plus grosse. Ce surjet est fait minutieusement.

Une des conditions les plus importantes est l'adossement intime et assez étendu des lèvres de la plaie péritonéo-musculaire; cet adossement n'est possible et vraiment utile que si les fils de catgut sont passés à une certaine distance des bords de l'ouverture pariétale. M. le professeur Le Dentu estime à 1 centimètre et demi la distance minima des lèvres de la plaie, et nous l'avons vu passer ses fils à 2 centimètres des bords (1). Ce surjet est *aponévro-musculo-péritonéal.*

(1) Hôp. Necker. Hernie omb. opérée, le 3 février 1893.

2° *Suture cutanée.* — L'abdomen étant fermé par le surjet ci-dessus, on résèque un lambeau cutané semi-ellipsoïde allongé de chaque côté des lèvres de la plaie superficielle. Cette résection superficielle supprime cette peau mince que l'on observe au-devant de la tumeur herniaire et régularise l'incision rendue irrégulière par la présence de l'ombilic. Les deux lèvres cellulo-cutanées avivées sont réunies par une suture à points séparés, faite aux crins de Florence.

M. le professeur Le Dentu fait donc une suture de la paroi à deux étages :

1. Un étage profond, *suture profonde péritonéo-fibro-musculaire.*

2. Un étage superficiel, *suture superficielle, suture cutanée.* Cette règle comporte évidemment des exceptions ou, ce qui est plus juste, des modifications suivant les circonstances, et c'est ainsi que, chez une femme dont les parois étaient surchargées de graisse, nous avons vu notre maître placer neuf sutures profondes au fil d'argent, destinées à empêcher la tendance à l'éversion qu'offraient les lèvres de la plaie, par suite de leur épaisseur (1). Cette suture est une suture d'appui ou de protection pour la suture vraie de la paroi, à savoir la suture en surjet.

6. *Drainage.* — Le drainage doit rester la règle après la cure radicale de la hernie ombilicale. Mais parfois le contact des parties affrontées est si intime que l'on peut s'en passer, et c'est ainsi que, dans l'observation II, où neuf sutures profondes au fil d'argent avaient été faites, on ne mit pas de drain, et l'état de la malade, au point de vue local et au point de vue général, fut aussi satisfaisant que possible.

Bref, M. le professeur Le Dentu fait une *omphalectomie totale,* suivie d'une *suture à deux étages;* l'anneau ombilical et l'ombilic cutanéont disparu : c'est une *laparotomie.*

Ce que nous venons d'exposer s'applique également aux hernies adombilicales; il faut pratiquer la résection totale de l'anneau herniaire et faire un surjet profond.

(1) Clin. de l'Hôp. Necker., Opér. de hernies, le 16 déc. 1863. Obs. II.

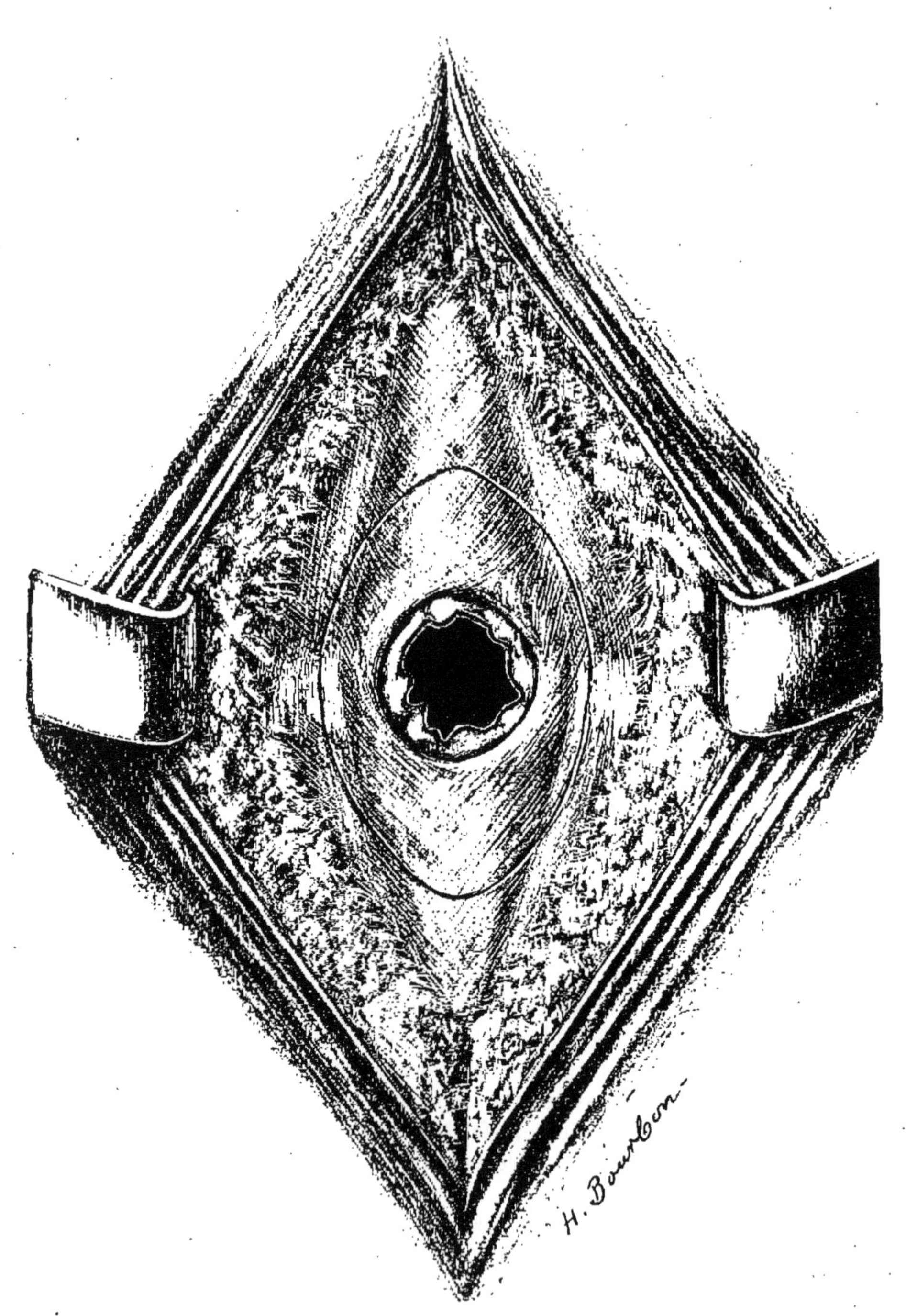
H. Bourbon

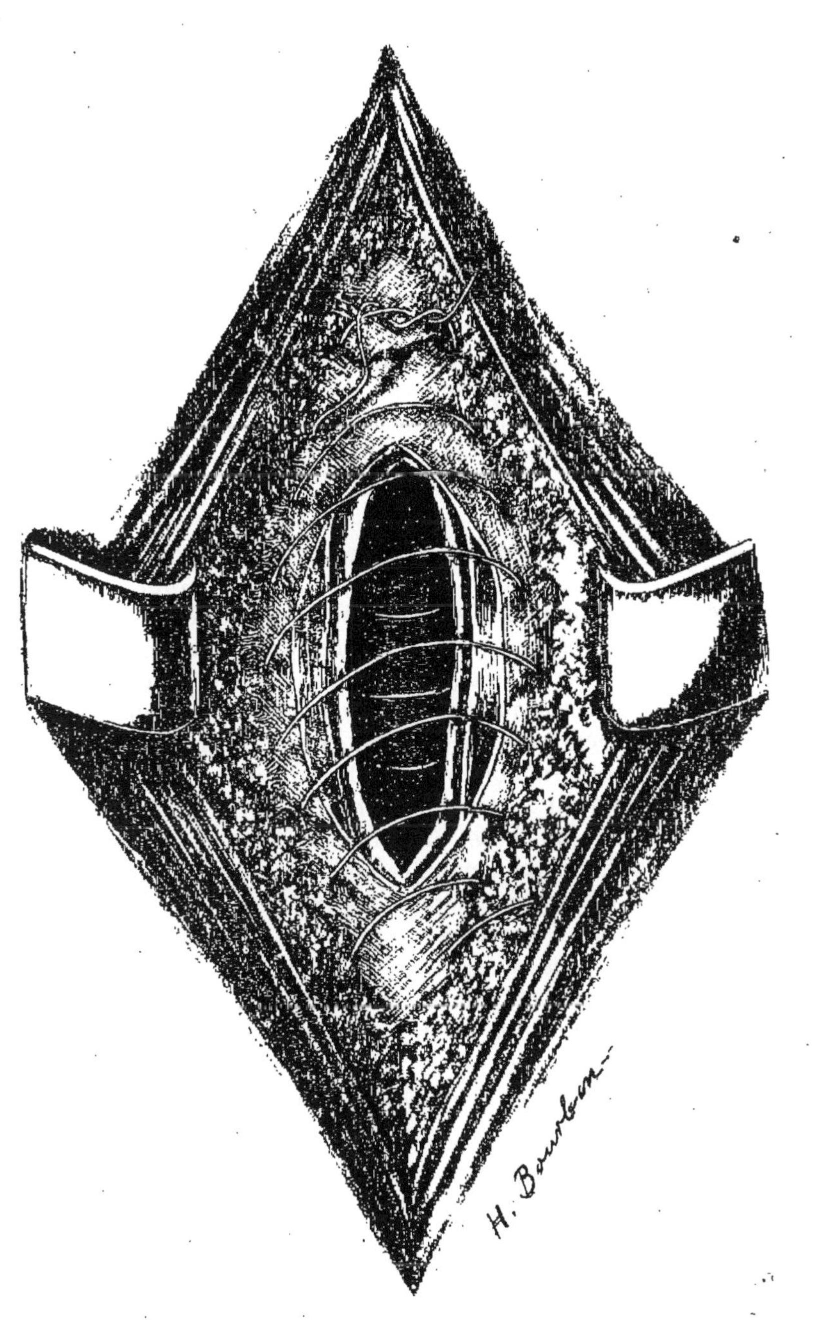
H. Bourbon

A côté de ce type d'opération pour cure de hernie ombilicale peuvent être placés les procédés suivis par les chirurgiens dont les noms sont ci-dessous :

A. *Procédé du Dr J. Casteret.* — Le Dr J. Casteret, dont la thèse fut inspirée par le professeur Condamin, propose un manuel opératoire comprenant les cinq temps suivants (1) :

I. — *Incision de la peau et du tissu cellulaire* ; c'est la résection de l'ombilic cutané par l'ellipse Mollière-Condamin circonscrivant le nombril.

II. — *Ouverture du sac.*

III. — *Réduction des viscères.* Ligature de l'épiploon suivant la méthode du Dr Lucas-Championnière.

IV. — *Avivement.* C'est l'omphalectomie avec ouverture des gaines de Storers, Keen, Gouilloud, Condamin, Jeannel, autrement dit la résection large de l'orifice fibreux.

V. — *Fermeture de la paroi.* Suture à trois étages.

B. *Procédé du Dr Chandelux.* — Ce procédé est décrit, dans la thèse du Dr Casteret, sous le titre *omphalectomie proprement dite* (4). Seul, l'anneau fibreux est réséqué ; la gaine des muscles droits n'est pas intéressée ; après la suture de la paroi, chacun des droits de l'abdomen est renfermé dans sa loge aponévrotique.

Cette résection fibreuse, qui respecterait les gaines musculaires, est beaucoup plus théorique que pratique ; nous voyons, en effet, que, dans l'observation rapportée par M. le professeur Chandelux, la gaine du muscle droit antérieur gauche fut ouverte. L'opération fut donc à peu de chose près une omphalectomie avec ouverture des gaines. Cette omphalectomie, M. Chandelux ne la pratique qu'après dissection complète du sac.

1° Dissection du sac à sa partie externe, c'est-à-dire libération des adhérences fibreuses qui le rattachent soit à la peau, soit au tissu cellulaire sous-cutané, soit à la paroi fibreuse de l'abdomen qui doit être mise en lumière sur tout le pourtour fibreux de l'anneau ;

2° Dissection du sac à sa face interne, c'est-à-dire libération

(1) Leçon faite à l'Hôp. Necker, le 20 déc. 1893.
(2) Th. Dr J. Casteret, 1892, chap. V, p. 57.
(3) *Ibid.* 1892, p. 35.

des adhérences, soit intestinales, soit épiploïques, réduction du contenu du sac herniaire, intestin et moignon d'épiploon.

En réalité, Chandelux traite d'abord la hernie et fait ensuite une plaie de laparotomie.

C. *Procédé du Dr Gouilloud.* — M. le Dr Gouilloud recommande, après avoir examiné la hernie, son contenu et après avoir disséqué le sac, d'agir comme pour une éventration ordinaire de la paroi abdominale : il ouvre largement les gaines des muscles droits.

D. *Procédé du Dr Jeannel.* — M. le Dr Jeannel, dans l'observation rapportée à la fin de ce travail (1), fit la *kélotomie immédiate;* le débridement fait sur la partie inférieure de l'anneau ombilical au niveau de la ligne blanche fut, en réalité, une courte laparotomie, car il avait 3 centimètres de long. Après dissection des adhérences et résection de l'épiploon et du sac, l'anneau ombilical fut largement réséqué, c'est-à-dire que les gaines des muscles droits furent ouvertes. La paroi fut fermée par une suture à étages.

E. *Procédé suivi par Keen.* — Keen incisa d'abord le sac, réduisit le contenu dans la cavité abdominale, puis, ayant réséqué l'anneau ombilical, il ferma l'abdomen par quatre rangées de sutures.

Comme on peut en juger par cet exposé, les procédés employés par MM. les docteurs Keen, Jeannel, Gouilloud, Chandelux, Casteret diffèrent peu du procédé de M. le professeur Le Dentu.

(1) Voir Obs. III.
(2) Voir Obs. IX (« New medical », 1888).

En parcourant l'exposé de ces divers procédés que nous avon classés en cinq groupes, ce qui frappe immédiatement, c'est l'unanimité des chirurgiens à faire une *suture à étages* des différents plans de la paroi, et particulièrement à faire une *suture minutieuse des tissus fibro-musculaires.* L'accord règne sur ce point ; là où la conduite diffère, c'est dans l'exécution des premiers temps opératoires et dans la façon de se comporter vis-à-vis de l'anneau ombilical.

I. — *Anneau ombilical suturé.* — Méthode de M. le Dr Lucas-Championnière et première méthode de Lawson Tait.

II. — *Anneau ombilical dédoublé et suturé.* — Procédé Tait-Zænger.

III. — *Anneau ombilical réséqué avant libération herniaire,* ou omphalectomie immédiate : *laparo-herniotomie.*

IV. — *Anneau ombilical réséqué après traitement du sac et de son contenu.* Omphalectomie consécutive : *hernio-laparotomie* (1).

Ces différentes méthodes se ramènent fondamentalement à deux principales :

I. — La méthode de M. le Dr Lucas-Championnière : *suture de l'anneau ombilical* avivé.

II. — *Résection complète de l'anneau ombilical :* l'omphalectomie, méthode de M. le professeur Le Dentu, de MM. les Drs Hartmann et Condamin.

Qu'est-ce, en effet, que le dédoublement de l'anneau, sinon un simple avivement, mais un avivement plus étendu que celui que l'on obtient par la dissection du sac adhérent à l'anneau ? Le procédé de Tait, celui de Tait-Zænger, la méthode de M. le Dr Lucas-Championnière, peuvent, par conséquent, être ramenés à une seule grande méthode.

Quant à faire l'omphalectomie d'emblée, ou consécutivement à la libération du contenu herniaire et du sac, c'est là une ques-

(1) Nous avons employé ces deux mots parce qu'ils nous semblent indiquer suffisamment la différence qui existe entre le procédé proposé par M. le Dr Condamin et le procédé de M. le professeur Le Dentu ;

Le premier faisant d'abord une plaie de laparotomie et s'occupant, en second lieu, de la hernie ;

Le second traitant d'abord la hernie et transformant ensuite l'orifice herniaire en une plaie simple de laparotomie.

tion qui peut avoir son importance dans les cas particuliers et pour la commodité de l'opération elle-même; mais le résultat final est absolument le même. L'ombilic fibreux est excisé complètement, c'est-à-dire que, par le fait, la *gaine des muscles droits est ouverte.* Ce point nous semble important à signaler, car l'excision du pourtour fibreux dans une étendue de 2 ou 3 millimètres constitue simplement une *variété dans le mode d'avivement de l'anneau.*

Deux principales méthodes sont donc en présence, ayant chacune leurs avantages et leurs inconvénients, comme nous allons le voir dans le chapitre suivant.

## CHAPITRE IV

### ESSAI CRITIQUE DE LA MÉTHODE CHIRURGICALE.

---

Dans la *cure chirurgicale* (Trélat) ou *cure opératoire* (Terrier), il faut avoir toujours en vue la *cure radicale*. C'est le seul but que l'on doive poursuivre.

Ce mot « cure radicale » implique donc à lui seul l'impossibilité d'une *récidive*, si l'on opère suivant la méthode de M. le Dr Lucas-Championnière, sans réséquer l'anneau ombilical, et la non-production d'une *éventration*, si l'on pratique une véritable laparotomie en supprimant complètement l'ombilic fibreux.

Pour prévenir la récidive, trois conditions doivent être remplies.

Il faut :

1° Que tout infundibulum séreux ait disparu;

2° Que le collet du sac soit bien oblitéré;

3° Que l'orifice herniaire ou anneau ombilical soit solidement fermé.

Cette méthode excellente présente, dans son application à la cure des hernies de l'ombilic, des difficultés fréquentes. C'est qu'en effet la hernie ombilicale diffère des autres hernies; elle en diffère par quatre points particulièrement importants au point de vue opératoire (1) : les adhérences du sac, la complexité du sac, le contenu du sac, la constitution de l'orifice herniaire.

I. *Adhérences du sac.* — *a.* — Dans la hernie inguinale (non congénitale), le sac herniaire se constitue par le cheminement ou mieux le *glissement* du péritoine dans le canal inguinal. Le péritoine descend dans le canal herniaire, et ainsi le sac augmente de volume.

*b.* — Dans la hernie ombilicale, le péritoine *adhère* presque immédiatement à l'anneau fibreux, et l'augmentation de volume du sac herniaire ne se fait pas par glissement, mais par *distension* progressive du péritoine entraîné, parfois même par distension brusque. Le sac péritonéal est donc beaucoup plus mince; parfois, il est tellement aminci, éraillé, réduit à du tissu conjonctif doublé de quelques débris épithéliaux, qu'on a pu mettre en doute son existence (2). Le sac adhère assez rapidement à la peau, qui est mince dans cette région.

Donc, tandis que, dans une hernie inguinale, s'il y a des adhérences du sac aux parois du canal, la paroi du sac sera plus facilement isolée, dans la hernie ombilicale, cette dernière sera plus difficilement disséquée en raison de la minceur du sac.

*a.* — Dans la hernie inguinale, le sac étant isolé, en pratiquant des tractions douces sur le péritoine intra-abdominal, on l'attirera en bas et on pourra ainsi faire une ligature portant sur la portion abdominale du péritoine, et, le sac fermé, la partie du sac péritonéal ligaturée remontera dans le ventre, au-dessus de l'orifice profond du canal inguinal; toute dépression séreuse est supprimée, et la masse des viscères, qui pesait habituellement au niveau du canal, ne trouve plus aucun infundibulum là où elle avait tendance à s'engager.

*b.* — Dans la hernie ombilicale, le sac herniaire étant séparé

(1) Leçon clin. à l'Hôp. Necker, le 16 déc. 1892.

(2) RICHTER « Element. di Chir. », t. V, p. 807. SCARPA dit à ce sujet : « Le sac herniaire existe toujours dans la hernie ombilicale, quels que soient le volume et l'ancienneté de la tumeur. Si, en examinant des hernies de cette espèce, anciennes et volumineuses, quelques chirurgiens ont cru que le sac herniaire n'y existait point ou avait été déchiré par le choc des viscères, leur erreur est venue de ce qu'ils ne l'ont pas cherché avec assez de soin, surtout dans les points d'adhérence des viscères. Pour moi, je l'ai toujours trouvé, même dans les hernies ombilicales du plus grand volume et j'ai vu que, dans quelques endroits, il était adhérent et comme confondu avec la surface des viscères. » (« Traité des Hernies », p. 327).

des parties fibreuses externes, si l'on exerce des tractions sur lui, pour peu qu'elles soient fortes, le sac se déchirera; s'il résiste, les tractions n'amèneront le plus souvent aucune portion

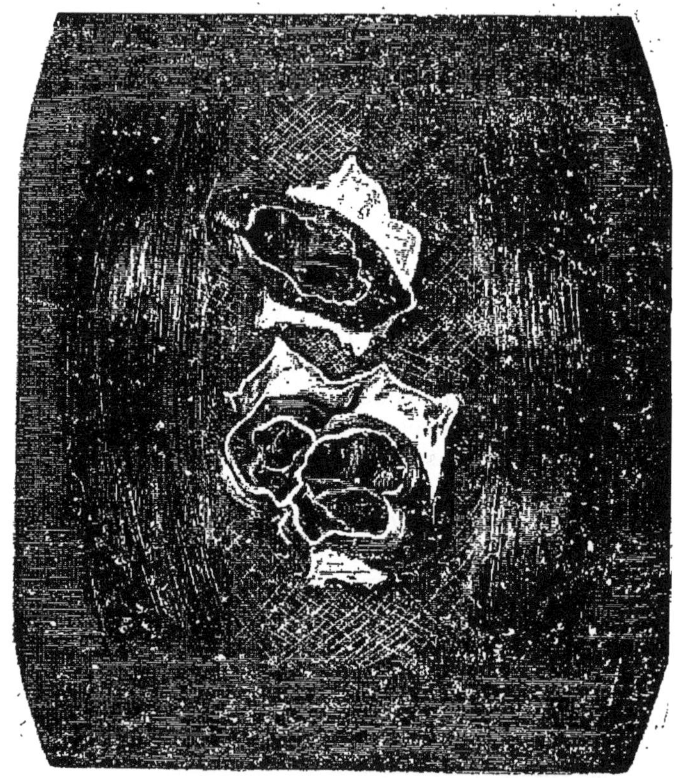

Fig. 1. — Deux hernies chez un adulte: une hernie ombilicale proprement dite et une hernie de la ligne blanche, un peu au-dessus de l'anneau ombilical. Sac ombilical à trois compartiments principaux. D'après Scarpa (*Traité pratique des Hernies*, pl. X d'Anderloni, fig. V).

du péritoine intra-abdominal; c'est qu'en effet il existe ordinairement des adhérences du sac herniaire, non seulement au pourtour fibreux de l'anneau ombilical, mais à la partie interne et périphérique de l'anneau formant à ce dernier une *bordure adhérente* d'une certaine étendue.

II. *Complexité du sac.* — *a.* — Dans la hernie inguinale ou crurale, il est presque toujours facile de se rendre compte de la disposition du sac, même si le sac présente une certaine complexité, ce qui est l'exception.

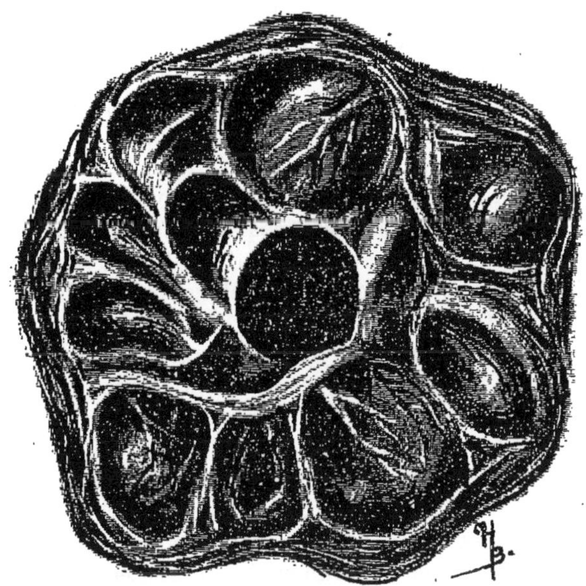

Fig. 2. — Sac de hernie ombilicale ouvert et dont on voit la surface interne divisée en une multitude de loges. D'après Zæenger (*Centralblatt für Gynækologie*, 1890, *Haustra des Bruchbeutels von innen gesehen*, p. 478).

*b.* — Dans la hernie ombilicale, un sac herniaire unique et simple est peu fréquent. Ordinairement, à côté du sac *principal* existent des sacs *supplémentaires* ou *accessoires* qu'il est important de ne pas confondre avec le sac principal. Ces sacs forment des diverticules à orifice plus ou moins rétréci; ils s'insinuent tantôt dans le tissu cellulaire sous-cutané (trajet prépariétal), tantôt sous le péritoine abdominal (trajet rétropariétal). Ces sacs supplémentaires se forment :

1° Soit aux dépens du sac principal ; ils sont alors la conséquence de l'accroissement progressif de la hernie : *sacs vrais*.

2° Soit aux dépens du contenu du sac herniaire : *pseudo-sacs*. Ce sont les adhérences épiploïques qui forment des cloisonnements. Les adhérences se transforment, le tissu graisseux disparaît, le tissu conjonctif prolifère et des tractus fibreux divisent le sac en un certain nombre de petites loges contenant soit de l'intestin, soit des lobules épiploïques (1).

III. *Contenu du sac.* — *a.* — Dans la hernie crurale ou inguinale, l'épiploon et l'intestin, règle générale, sont facilement reconnaissables ; la masse de l'épiploon occupe ordinairement un des côtés du sac.

*b.* — Dans la hernie ombilicale, l'épiploon est souvent surchargé de graisse, son aspect est fréquemment très modifié, et il n'est pas rare de trouver, dans l'intérieur du sac herniaire, un sac épiploïque doublant ce dernier et contenant de l'intestin dans sa cavité (2).

Si la hernie se développe en haut, on peut y rencontrer l'estomac, qui peut parfois s'y enclaver et former une sorte de poche kystique (3).

IV. *Constitution de l'orifice herniaire.* — *a.* — Dans la hernie inguinale, les viscères suivent un véritable *canal*, le trajet inguinal. Ce canal offre des parois d'une certaine largeur, parois que l'on peut facilement rapprocher et qui présenteront pour l'affrontement une certaine surface cruentée.

*b.* Dans la hernie ombilicale, les viscères traversent un *orifice*, un simple anneau arrondi, à bords minces, presque tran-

(1) « Centralbl. f. Gynæk. », 1890, p. 478. Voir « Traité prat. des Hernies », pl. X, fig. V, d. e. f.
« ... La cicatrice exterieure ne cède pas également en tous les points à l'impulsion des viscères. Alors la hernie prend une forme toute particulière ; elle est ronde à sa base, aplatie à son sommet et bosselée sur les côtés. En disséquant une hernie de cette espèce, j'observai que l'ouverture de son col était circulaire et que son corps était partagé intérieurement en trois cavités qui paraissaient formées par les extrémités des ligaments ombilicaux et qui communiquaient entre elles. Une de ces petites loges renfermait une anse d'intestin ; les deux autres étaient occupées par une petite portion d'épiploon. » (« Traité des Hernies », SCARPA, p. 332, § IX).

(2) Lorsque l'épiploon fait partie de la hernie ombilicale chez les adultes, il occupe presque toujours le fond du sac, où il s'épaissit et acquiert un volume considérable ; quelquefois, il forme une sorte de capsule dans laquelle l'intestin est renfermé (« Traité prat. des Hernies », vol. X, fig. VI, d. (« Traité des Hernies », SCARPA, p. 328.)

(3) Voir Fillmans et Roser. « Centralbl. für Gynæk. ».

chants au début, pouvant être parfois difficilement rapprochés.

D'après ces caractères spéciaux aux hernies ombilicales, on peut prévoir immédiatement certaines difficultés qui n'existent pas pour la cure radicale des hernies inguinales par exemple. Nous parlerons d'abord de la dissection du sac et de sa ligature, ensuite de la suture de l'anneau.

A. *Dissection du sac herniaire.* — Dans une opération de hernie ombilicale, la dissection du sac doit être poussée de dehors en dedans aussi loin que possible, jusqu'au delà du pourtour fibreux de l'anneau ombilical, dans la cavité abdominale même, parce que :

1° Le péritoine adhère souvent à la face profonde de l'anneau ;

2° Parce qu'il peut exister un diverticule rétro-pariétal ou sous-péritonéal, qu'il est important de ne pas oublier (voir l'observation si intéressante de M. Terrier et l'observation toute récente de M. le Dr Quenu à la Société anatomique (1) ;

les difficultés de la dissection totale varieront suivant les circonstances.

I. — Si les *adhérences* du péritoine sont *peu étendues* à la face profonde et interne de l'anneau ombilical et si elles sont *peu serrées* relativement, le sac pourra être totalement isolé, la ligature portée assez haut dans la cavité abdominale. Une des conditions d'une bonne opération se trouvera remplie, l'infundibulum sera détruit.

II. — Si les adhérences *sont peu étendues, mais très serrées* au point que le péritoine fasse fusion intime avec l'anneau fibreux, en voulant disséquer le sac, on suivra, en réalité, un procédé analogue à celui de *Tait-Zænger*, avec cette modification que le dédoublement interne de l'anneau fibreux sera aussi mince que possible. Là encore, en poussant assez loin la dissection, on supprimera toute cavité.

III. — Si les *adhérences sont très étendues et très serrées*, le sac est d'un isolement difficile, pour ne pas dire impossible. Quelquefois, en raison de l'étroitesse de l'anneau, on est parfois obligé

(1) Obs. LV et présentation de M. Savariaud à la Soc. anat., 3 mars 1893 (hernie ombilicale avec sac propéritonéal).

de fendre l'anneau en haut et en bas; par suite, on se rapproche du procédé proposé par Lawson Tait.

Grâce à une très grande habileté chirurgicale et à un grand nombre de cures radicales de hernies qu'il a faites, M. le Dr Lucas-Championnière peut appliquer aux hernies ombilicales les grands principes de sa méthode, et les résultats qu'il a obtenus arguent par eux-mêmes de la valeur de cette dernière.

M. le Dr Lucas-Championnière a pratiqué quatorze opérations de cure radicale de hernies ombilicales ; la plupart de ces cas étaient défavorables, ayant trait à des hernies adhérentes, irréductibles, incoercibles, volumineuses, ayant apporté un trouble profond dans l'état général des sujets. Sur ces quatorze opérées, trois seulement ont présenté une légère récidive, et ces trois malades ont cependant tiré de l'opération un très grand bénéfice; l'une d'elles a quitté l'hôpital dix-huit jours après l'opération, pour reprendre son travail; faisant des efforts avant la constitution de sa cicatrice, la tendance à la récidive n'a rien qui puisse étonner. La seconde récidive a trait à une femme sujette à de nombreux accès de toux; quant à la troisième, il suffit de lire l'observation pour être convaincu que l'opération, malgré tout, constitue un succès véritable.

Cette méthode, quand on pourra en remplir minutieusement les indications, sera employée utilement. Elle a pour elle les avantages suivants :

1. De limiter la plaie abdominale à ses dimensions les moins grandes possibles;

2. De garder aux muscles droits antérieurs de l'abdomen leur gaine aponévrotique respective; elle garde donc aux parois de l'abdomen ses deux bandes fibro-musculaires longitudinales isolées dans toute leur étendue et qui jouent un grand rôle dans la statique des viscères de l'abdomen.

B. *Suture de l'anneau.* — Les bords de l'anneau ombilical se rapprochent généralement assez bien après une dissection du sac péritonéal à la face interne de l'anneau, dissection qui a l'avantage d'aviver en surface une partie de la circonférence fibreuse.

Mais il existe des cas où la fermeture parfaite de l'anneau ombilical conservé ne peut être obtenue (1).

I. — L'anneau est *dilaté, épaissi et rigide*. Ses bords ne peuvent être exactement affrontés; la suture directe de cet orifice arrondi donne comme résultat une adhésion des bords à la partie moyenne et deux dépressions ou godets aux extrémités supérieure et inférieure de l'anneau, deux appels à la récidive.

Dans l'observation de Keen, « l'orifice ombilical était tellement profond, ses bords tellement épaissis et rigides, qu'on ne pouvait songer à les suturer. » Aussi, Keen, en 1888, fut-il un des premiers à faire l'omphalectomie pour la hernie ombilicale.

II. — *L'anneau est aminci et friable*, il est constitué par des tissus de peu de vitalité, qui peuvent se sphacéler, par suite compromettre d'une façon absolue la cure radicale de la hernie; aussi, en 1891, Marcy conseille-t-il la résection de l'anneau.

Nous voyons donc que l'omphalectomie est un procédé de choix, quand :

1° Les bords rigides de l'anneau ne peuvent être affrontés;

2° Les bords de l'anneau sont friables et se déchirent;

Et ajoutons enfin quand :

3° Les adhérences du péritoine à la face profonde de l'anneau sont étendues et très serrées.

Dans le procédé de M. le Dr Condamin, l'omphalectomie est primitive; on s'occupe secondairement de traiter la hernie. Dans le cas de non-adhérences intra-abdominales, ou d'adhérences intra-abdominales limitées, ce procédé offre un très grand avantage, celui de rendre l'opération courte de durée.

1° Mais : Si la hernie est très volumineuse, *étalée* en quelque sorte à la surface de la paroi fibro-musculaire de l'abdomen et son sac plongé dans une atmosphère graisseuse considérable, la mise à nu du pourtour de l'anneau devient, d'une part, pénible et nécessite, d'autre part, une incision très longue;

2° Si la hernie très ancienne offre des adhérences épiploïques

(1) « Bull. et Mém. de la Soc. de Chir. », nov. 1881. « Dans la seule opération de hernie ombilicale étranglée que j'ai pratiquée, j'ai dû renoncer à faire la suture de l'anneau à cause de la tension considérable de ses bords, due au développement du ventre. » — P. Berger.

multiples ou des adhérences intestinales étendues se poursuivant jusque dans la cavité abdominale ;

3° Si des sacs sous-péritonéaux existent, ce procédé de laparoherniotomie n'est pas sans offrir de dangers, parce qu'on peut, à juste raison, lui reprocher d'aller un peu à « l'aveugle ».

Aussi, dans ces cas-là, donnons-nous la préférence au procédé employé par M. le professeur Le Dentu.

Que la résection de l'ombilic ait constitué le premier temps de l'opération (Condamin) ou le second temps (Le Dentu), le résultat final est le même : il n'y a plus d'anneau ombilical, il y a une plaie ordinaire de laparotomie. Que devient alors la cure radicale de la hernie ombilicale ?

L'*ombilic n'est plus ;* en quoi consiste la cure radicale de la hernie ? Elle réside tout entière dans la *prophylaxie de l'éventration* par la plaie abdominale. Voyons donc quelles sont les causes de l'éventration, pour pouvoir les éviter.

Nous devons citer à ce propos les noms de MM. les Drs Reynier, Wertheimer, Lawson Tait, Gouilloud, Le Dentu, Terrier et Lucas-Championnière, qui se sont préoccupés de cette question.

Les éventrations médianes de la paroi abdominale appartiennent à deux familles bien distinctes. Il y a, comme l'a montré M. le Dr Reynier (1), deux sortes d'éventration :

1° L'éventration de la grossesse et des tumeurs abdominales ; dans cette variété, le *plan fibreux de la paroi existe.*

2° L'éventration post-opératoire ; dans cette variété, la couche *musculo-aponévrotique est interrompue* en partie ; bref, elle ne s'est pas réunie (2).

(1) A. Reynier. « Essai sur les Hernies ventrales ». Th. Paris, 1879.

(2) Cette question de l'occlusion efficace de la paroi abdominale après laparotomie a été discutée à la section d'obstétrique et de gynécologie, dans le second Congrès de médecine et de chirurgie tenu à Washington, du 22 au 25 sept. 1891 :

Hanks (de New-York) prétend que, pour éviter une hernie post-opératoire, les conditions suivantes sont nécessaires :

1° Soins antiseptiques ;

2° Incision abdominale nette et franche ;

3° Suture séparée des fascia aponévrotiques et du péritoine ;

4° Ne faire que le nombre de points de suture strictement nécessaire ; ne pas employer des aiguilles trop grosses et enlever les sutures aussitôt que possible ;

5° Ne pas employer d'eau trop chaude dans les lavages de la plaie ;

6° Ne pas employer de drain trop gros ni trop large.

C'est cette seconde espèce d'éventration qui doit fixer notre attention dans le cas actuel. Pour la prévenir, une seule condition est à remplir : la *bonne réunion du tissu fibreux* et aponévrotique de la paroi de l'abdomen. Citons, à ce sujet, les paroles de Gill Wylie : « La nécessité de rapprocher les bords du péritoine, dit-il, semble généralement reconnue ; mais la plupart des opérateurs méconnaissent entièrement le fait que l'épais fascia qui sépare et réunit les muscles droits, qui forme leur gaine et constitue la ligne blanche, est, en réalité, le *tendon des muscles abdominaux à direction transversale ;* que c'est ce fascia, et non les muscles droits, qui donne aux parois abdominales leur résistance dans le sens transversal. Les muscles droits sont longitudinaux et très facilement déviés en dehors par toute force agissant transversalement et tendant à les séparer (1). »

Pour que cette réunion fibreuse puisse être bonne « indeed », il faut prendre certaines précautions pendant et après l'opération.

A. *Pendant l'opération.* — Dans la restauration de la paroi, il faut *éviter* tout ce qui gêne le rapprochement spontané de la couche aponévrotique de l'abdomen :

I. — *L'interposition de la séreuse péritonéale* entre les lèvres de la suture. — Cette interposition est assez fréquente ; en effet, les laparotomistes, une fois le péritoine incisé, placent immédiatement des pinces sur les lèvres de la séreuse et laissent les pinces en dehors tirer par leur propre poids sur le péritoine intra-abdominal, d'où il suit que les tranches de section de la paroi abdominale sont *bordées* par un pan de séreuse ; si on pratique une suture en masse de la paroi (2), sans avoir soin de *refouler* le péritoine, ce dernier s'insinue entre les lèvres de réunion de la couche fibreuse et empêche l'affrontement en

T.-A. Emmet (de New-York) considère que les fils d'argent sont le meilleur agent de suture pour la paroi abdominale, parce qu'ils servent en même temps de soutien aux tissus.

Byford, aux précautions de Hanks, ajoute les suivantes :

1° Pas de sutures résorbables (nous avons vu que Zaenger était également de cet avis) ;

2° Enlever l'excès de graisse ;

3° Enlever les tissus contusionnés ;

4° Préférer les crins pour la suture.

Dans cette séance, Gill Wylie préconisa de nouveau la suture séparée des deux gaines aponévrotiques des muscles droits.

(1) Gill Wylie. Ventral hernia caused by laparot. « Americ. Journ. of. Obst. », janv. 1887.

(2) MM. Tillaux, Berger, Routier, etc., ont recommandé, il y a quelques années, cette suture en masse, qui d'ailleurs, faite avec soin, donne de bons résultats.

même temps qu'il laïsse persister une dépression péritonéale en rainure longitudinale. Cette interposition se produisait souvent dans la suture enchevillée.

Évidemment, quand nous parlons d'interposition de séreuse, nous entendons l'insinuation d'une *partie assez large du péritoine* entre les deux lèvres de la réunion des tissus fibro-musculaires; c'est cette interposition seule qui peut donner une moins bonne réunion et créer un appel à la récidive. Nous savons tous, en effet, que 2 ou 3 millimètres de péritoine interposé n'apportent aucune entrave à la suture des tissus.

II. — L'*interposition du tissu cellulaire et musculaire.* — Si la paroi est très épaisse, surchargée de graisse et si l'incision est latérale, la paroi antérieure de la gaine du muscle droit se rétracte beaucoup, les lèvres de l'incision ayant une grande tendance à l'ectropion. Si on oublie de prendre dans la suture cette paroi antérieure de la gaine fibreuse, entre les deux parois antérieures des droits se trouvera interposée une certaine quantité de tissu musculaire ou cellulaire; de plus, l'effort des viscères contre la paroi abdominale antérieure tendra à refouler et à distendre la gaine postérieure des muscles droits suturés, gaine souvent à elle seule insuffisante à supporter le choc viscéral.

III. — L'*interposition d'un pédicule extra-péritonéal.* — L'interposition d'un pédicule extra-péritonéal est l'interposition d'un segment épiploïque en ce qui concerne la hernie ombilicale. Gill Wylie (1) et Gouilloud (2) conseillent d'éviter autant que possible, d'une façon générale, tout pédicule extra-péritonéal. C'est l'avis également de Homans (3) et de Fasola. John Homans, sur 384 opérations de laparotomie, eut un cas de hernie ventrale post-opératoire; c'était chez une femme qui avait dû subir le traitement extra-peritonéal après ablation d'une tumeur abdominale. Fasola (de Florence) vit survenir 4 éventrations chez 4 opérées suivant la méthode de Porro, tandis que les résultats furent excellents chez 2 opérées suivant la méthode de Zænger.

(1) Gill Wylie. « Americ. Journ. of Obst. », 1887.

(2) Gouilloud. « Lyon méd. », 1892, t. LXX. Il propose de remplacer le mickulicz par un tamponnement vaginal « mickulicz vaginal ».

(3) John Homans, Boston, 1887.

IV. — *L'interposition du drain.* —Le drain est un obstacle, très limité il est vrai, au succès de la réunion fibreuse; mais on ne saurait trop accumuler les conditions d'un résultat définitif durable dans la cure de la hernie ombilicale. Déjà Gill Wylie avait conseillé de restreindre le plus possible le volume des tubes à drainage, « dont l'utilité, dit-il, n'existe que dans les premières heures qui suivent l'opération. »

Voici ce qu'il faut *éviter;* ce qu'il faut *assurer*, c'est la *vitalité* des tissus de réunion.

V. — Il faut avoir des *lèvres cruentées* sur une certaine étendue, c'est pourquoi Lawson Tait avait imaginé l'avivement large de la paroi fibreuse, et Zænger recommanda depuis le dédoublement de cette paroi; l'omphalectomie ne laisse rien à désirer sur ce point.

VI. — Il faut se rendre compte de la vitalité des tissus fibreux ou fibro-musculaires que l'on doit suturer. Ces tissus, dans certains cas exceptionnels, ont une vitalité très amoindrie, soit :

1° Par suite de la distension de l'anneau ombilical;

2° Soit par amincissement de la paroi, consécutif à une protrusion herniaire énorme (1).

Dans ce cas, il faut réséquer les portions de tissu fibreux suspect (2).

VII. — Il faut réaliser pendant toute la durée de l'opération une *antisepsie rigoureuse;* autrement dit, il faut à tout prix *éviter la suppuration* de la plaie. Les faits cités par M. le Dr Terrier au Congrès de chirurgie en 1886, reproduits dans la thèse de son élève, S. Bonnet, confirment la nécessité de la méthode antiseptique. « Quand, après la laparotomie, dit M. le Dr Terrier à la Société de Chirurgie (3), en 1887, une partie de la plaie vient à se désunir et ne guérit que par seconde intention, on est presque sûr de voir une éventration à ce niveau. » Dans tous les cas de suppuration de la plaie, rapportés par lui, il y eut une récidive rapide, ce qui s'explique facilement par l'écartement des

(1) P. Wertheimer. Essai sur les hernies consécutives aux opér. de laparotomie. Th. Paris, 1888.

(2) M. le Dr Laroyenne (de Lyon) a prévenu ainsi plusieurs éventrations par exubérance des tissus.

(3) Soc. de Chir., 16 nov. 1887.

lèvres de réunion par le pus et parfois leur destruction partielle.

*N. B.* — Faut-il accorder une certaine valeur au siège de l'incision abdominale médiane ?

Fasola et Martinetti, ayant observé à la clinique de Florence (1) que les hernies sont surtout fréquentes à l'angle inférieur des plaies abdominales, ce qui, d'ailleurs, est exact, en avaient inféré que, plus l'incision se rapprochait du pubis, plus la hernie était à redouter ; cherchant à expliquer le fait, ils l'attribuèrent d'une façon toute hypothétique à la présence de la vessie, qui, par ses alternatives de vacuité et de distension, gênerait l'évolution de la cicatrice. Cette idée est purement fantaisiste, car les opérations de taille hypogastrique prouvent surabondamment que l'incision abdominale sus-pubienne ne prédispose aucunement à l'éventration.

Après l'incision sus-pubienne, l'*atrophie des petits muscles pyramidaux* se produit assez fréquemment, comme l'a montré Frantz Glénard ; mais le muscle pyramidal, vestige ancestral, n'entre pas en ligne de compte dans la résistance de la paroi abdominale antérieure.

Le siège de l'incision n'a donc aucune importance dans la suture de la plaie.

Nous avons vu ce qu'il faut faire pendant l'opération ; voyons maintenant les causes qui, après l'opération, peuvent gêner la réunion des tissus.

B. *Après l'opération.* — I. — L'opération terminée, il faut laisser *les malades au lit* pendant un certain temps (Lucas-Championnière, Berger). Dans l'observation XXII, rapportée par M. le Dr Lucas Championnière, la malade, âgée de trente-huit ans, charbonnière, qui avait une hernie ombilicale irréductible, incoercible et douloureuse, datant de dix ans, voulut à toute force quitter l'hôpital le dix-huitième jour après son opération, pour reprendre son travail (2). Cette femme, dont l'incision abdominale nécessita huit sutures péritonéales et seize sutures cutanées, c'est-à-dire fut assez importante, avait une tendance

(1) « Annali di Obstetr. e Gynœcol. », 1888.
(2) Voir Obs. XXII.

à la récidive cinq mois après sa sortie de l'hôpital, ce qui était à prévoir.

M. le professeur Berger, dans une revue générale (1) sur la cure radicale des hernies, s'exprime ainsi :

« L'essentiel, à la suite de la cure radicale pour les hernies ombilicales adombilicales, ventrales et autres semblables, c'est d'exiger des malades un *repos au lit complet, dans le décubitus dorsal, très prolongé*, afin que la cicatrice de la paroi soit déjà très résistante quand elle aura à supporter la poussée des viscères et la traction des plans musculaires de l'abdomen. »

II. — Il faut éviter *toute sorte d'efforts*, donner à la plaie « la *tranquillité* » la plus grande. Parmi les efforts à éviter, il faut surtout viser les quintes de toux, les accès de bronchite, les accès d'asthme, qui entraînent des efforts considérables de la part du malade, efforts qui sont nuisibles pour la réunion des plans suturés. M. le Dr Lucas-Championnière attribue vraisemblablement à des efforts de toux une petite tendance à la récidive survenue chez une de ses opérées deux ans après la cure radicale d'une hernie ombilicale volumineuse (2).

Bien entendu, si l'opérée avait, avant son opération, une profession pénible, fatigante, elle ne devra reprendre ce travail que longtemps après la cure radicale ; et c'est pour avoir repris trop tôt un dur métier (vendeuse au panier) que l'une des opérées de M. le Dr Lucas-Championnière vit survenir, deux ans après l'opération, une petite tendance à la récidive à la partie supérieure de la cicatrice (3).

Pour conclure, nous dirons donc : pour faire la cure radicale, il faut :

1° Pendant l'opération, *faire une bonne suture des tissus fibro-musculaires ;*

2° Après l'opération, *veiller à la solidité de la cicatrice.*

*Fermeture de la paroi abdominale.* — Quatre méthodes ont été employées pour donner à la paroi toutes les chances d'une grande solidité :

(1) « Rev. des Sc. méd. », Hayem, 1888, t. II, p. 670. — « Cure rad. des Hernies », par P. Berger.

(2) Voir Obs. XXIII.

(3) Voir Obs. XXXII. Hernie ombil. monstrueuse chez une femme petite, obèse, emphysémateuse.

La méthode de Simon ;
La méthode Chrobak-Alexander ;
La méthode de Maydl ;
Et la méthode du professeur Le Dentu.

I. *Méthode de Simon, de Heidelberg.* — Nous parlons ici de cette méthode parce qu'elle a été appliquée, en Autriche et en Russie, au traitement radical des hernies ombilicales réductibles. Nous la citons à titre *de curiosité historique*, car il n'y a pas de résection du sac. Simon refoule dans l'abdomen toute la hernie ombilicale, peau comprise, et suture, après avivement partiel, deux zones cutanées (1). Nous entrerons dans quelques détails à ce sujet quand nous parlerons de la hernie ombilicale des enfants, chez lesquels on a surtout appliqué cette méthode.

A. Hoffa a publié une observation d'opération de ce genre faite par Maas (2), et Balandin (3) (de Saint-Pétersbourg) a exposé cette méthode au Congrès de Berlin en 1890.

Inutile de dire les inconvénients de cette méthode appliquée chez l'adulte, puisqu'elle ne résèque pas le sac.

II. *Méthode Chrobak-Alexander.* — Elle consiste dans le refoulement du péritoine disséqué, puis dans l'application d'une *suture à étages* (4).

Si elle n'ouvre pas la cavité péritonéale, elle a l'inconvénient de laisser persister les *adhérences épiploïques ou intestinales* à la paroi, adhérences qui sont, comme on le sait aujourd'hui, la cause de beaucoup de douleurs consécutives aux opérations de hernies et qui nécessitent parfois une nouvelle laparotomie (Lucas-Championnière).

III. *Méthode de Maydl.* — Large ouverture péritonéale, résection complète du sac, suture par étages de la paroi (5) :

*Premier plan.* — Plaie péritonéale.

(1) HADLICH. « Ueber operative Behandlung der Banchbruche » (« Langenbeck's Archiv. », t. XX, p. 658. — HEGAR et KALTENBACH, p. 244.

(2) « Muncher med. Wosch. », 1887.

(3) « Beilage z. Centralbl. f. Gynæk. », 1890.

(4) CHROBACK. « Internat. Klin. Rundschau » (« Centralbl. f. Gynæk. », 1888. — ALEXANDER. « Prov. med. Journ. », 1889.

(5) MAYDL. « Wiener med. Presse », n° 40, 1886. — LE DENTU, Soc. de Chir., 5 nov. 1890, vol. de clinique.

*Deuxième plan.* — Lèvres postérieures des gaines des muscles droits.

*Troisième plan.* — Corps musculaires et les lèvres antérieures des gaines aponévrotiques.

*Quatrième plan.* — Plaie cutanée.

IV. *Méthode de M. le professeur Le Dentu.* — M. le professeur Le Dentu fait une suture à deux étages ; point n'est besoin, en effet, dans la majorité des cas, de multiplier les plans de suture.

*Premier plan.* — Suture comprenant à la fois les deux gaines antérieure et postérieure des muscles droits et le péritoine.

*Deuxième plan.* — Suture des téguments, crins profonds alternant avec les crins superficiels.

Une suture ainsi faite reconstitue la paroi *ad integrum*.

Aussi est-ce la méthode (avec celle de Maydl pour certains cas) qui doive être employée ordinairement *après l'omphalectomie*. Presque tous les chirurgiens s'accordent aujourd'hui pour faire une *suture à étages* après la laparotomie.

Maintenant que nous avons passé en revue les divers procédés employés, que nous avons fait ressortir leurs avantages et leurs inconvénients, et comme nous avons signalé les causes d'éventration qu'il fallait éviter, voici comment il nous semble préférable de procéder dans le cas d'*omphalectomie* pour la cure des hernies ombilicales :

I. *Incision de la peau et ouverture du sac.* — Toute incision qui découvre largement le pédicule herniaire, c'est-à-dire l'orifice ombilical, est bonne.

M. le Dr Lucas-Championnière préfère une incision légèrement courbe.

M. le professeur Le Dentu fait une incision franchement médiane.

Daniel Mollière, Roofcroft, Condamin, etc., font une incision elliptique, M. le docteur Hartmann fait une incision latérale.

Cette ellipse, comme procédé opératoire, est plus brillante que l'incision médiane en ce sens qu'on n'a pas à régulariser la section cutanée au moment de la suture ; mais, dans les hernies très anciennes et volumineuses, l'incision médiane est beaucoup plus prudente, et voici pourquoi :

1° La forme apparente de la hernie ne se prête pas toujours à la circonscription de sa base; tantôt, en effet, la hernie est étalée, tantôt elle a la forme d'un pénis ou d'un boudin, parfois elle est absolument irrégulière, se déjetant surtout d'un côté de l'abdomen ;

2° L'étendue de la hernie n'est pas toujours facile à diagnostiquer. On peut dire d'une façon générale qu'elle est toujours plus grosse en réalité qu'en apparence ;

3° Le champ des adhérences intimes du sac à la peau amincie n'est pas toujours aisé à délimiter. Il peut rester au delà de l'incision elliptique faite, des parties adhérentes qui nécessiteront une nouvelle résection de la peau, et, au point de vue chirurgical, ces sections cutanées répétées rappellent un peu le chirurgien qui, dans une amputation de membre, scierait l'os par deux fois ;

4° Il est de première nécessité de voir la disposition exacte du sac. Cette disposition n'est bien vue que quand le sac est incisé ;

5° L'ouverture du sac la plus rapidement faite est celle qui se pratique au niveau de la partie la plus saillante, qui est ordinairement médiane, là où la peau est la moins épaisse et où le tissu cellulaire n'est pas doublé de graisse.

Pour tous ces motifs, nous préférons l'incision longitudinale médiane.

II. *Libération du contenu du sac et traitement de l'épiploon.* — Le sac fendu ou plutôt les sacs ouverts largement, l'intestin libéré et réduit, l'épiploon sera disséqué suivant la méthode de MM. les Drs Lucas-Championnière et Le Dentu, en procédant des parties libres intra-abdominales vers les parties extra-abdominales adhérentes.

A propos de la ligature de l'épiploon, nous ferons observer que, dans une opération de hernie ombilicale que nous avons faite à l'hôpital Saint-Louis, une légère hémorrhagie s'était produite entre deux segments d'épiploon liés ; nous n'avons obtenu une bonne hémostase que par la ligature en chaîne comme la pratique M. le Dr Lucas-Championnière.

IV. *Dissection du sac et omphalectomie.* — Ces deux temps

seront faits en suivant exactement le procédé de M. le professeur Le Dentu.

V. *Suture de la paroi.* — Cette suture est une suture à étages, de l'avis de tous les chirurgiens. Nous avons vu qu'elle avait pour seul but *la réunion solide des tissus fibreux de la paroi.*

1° Pour empêcher l'interposition séreuse : *surjet péritonéal,* MM. les Drs Pozzi, Goullioud, etc., préconisent le surjet comme donnant à la suture une *continuité* plus grande s'il est bien fait et comme procédé plus rapide (1).

M. le Dr Lucas-Championnière est partisan de la suture péritonéale à points séparés (2). M. le Dr Hartmann également.

Entre ces deux méthodes doit prendre place le procédé mis en usage par M. Doyen (de Reims) pour les sutures de l'intestin : c'est le *surjet à points passés.* Il consiste en ce fait que, tous les trois ou quatre points, le fil est arrêté en passant l'aiguille au travers du point précédent. Ce procédé, recommandé par Condamin, résume les avantages des deux méthodes précédentes.

Le péritoine suturé isolément, on est certain qu'il ne viendra pas s'insinuer en grande partie entre les lèvres de la réunion des tissus fibreux.

2° Pour empêcher l'interposition du tissu musculaire et cellu-

(1) M. le Dr Pozzi conseille de faire le surjet de la manière suivante :
« On commence alors le surjet péritonéal ; en haut de la plaie, on fait avec une aiguille courbe ordinaire, armée d'un fil de soie ou de catgut, et sur leurs deux lambeaux péritonéaux, un premier point de suture, que l'on noue comme un point séparé. On prend la courte extrémité du fil avec une pince à pression que l'on confie à un aide, pour exercer une tension sur la ligne de suture. Avec l'autre extrémité, on faufile à grands points les deux lèvres du péritoine. Arrivé au bout de la plaie péritonéale et la dernière éponge enlevée, on termine par un point noué et on fait un second surjet indépendant sur la couche aponévrotique ; ou bien, arrivé au bout du surjet péritonéal, on peut, avec le même fil, remonter en faisant un surjet de la couche aponévrotique au point de départ initial, ou l'on noue les deux bouts du fil. Dès que le péritoine est fermé, son occlusion est parfaite par ce mode de suture, la prolongation de quelques minutes qu'entraîne cette suture à étages perd de son importance. » (« Traité de Gynécologie », p. 52).

(2) « Je conseille toujours la suture à points séparés plutôt que la suture en surjet, qui est beaucoup moins solide. Les points passés permettent aussi d'accoler les surfaces plus tendues des parties qu'il faut réunir, et la cicatrice a chance ainsi d'être plus solide. » (« Traité des Hernies », LUCAS-CHAMPIONNIÈRE, p. 328-329).

« La suture à points séparés nous a paru donner des résultats constamment satisfaisants Avec elle, la solidité de la réunion est plus parfaite et il n'y a pas à redouter le recroquevillement des lèvres de la plaie, qui se produit plus ou moins avec le surjet au moment du rapprochement des extrémités du fil... Ce recroquevillement des lèvres de la plaie conduit effectivement à la discontinuité de la suture. » (« Cure rad. de la Hernie ombil. », Th. BACHI, p. 42.

laire, *suture minutieuse et totale* de la couche musculo-aponévrotique.

La suture de la couche aponévrotique profonde doit être très soignée; c'est, en effet, la gaine postérieure des muscles droits qui est la première barrière contre laquelle vient presser la masse des viscères; si cette barrière est franchie, il se fait une dépression séreuse, amorce herniaire qui vaincra peu à peu la résistance des sutures plus superficielles.

Mais il ne suffit pas de faire la suture de la gaine postérieure, il faut également affronter les gaines antérieures, de telle sorte que les muscles droits à ce niveau soient maintenus solidement dans une même gaine fibreuse.

Cet affrontement exact des gaines antérieures aponévrotiques du muscle et des gaines postérieures peut être fait par un seul plan de suture, indépendant, surjet aponévrotique fibro-musculaire, selon le procédé suivi par Condamin, ou par deux plans de suture, suivant la méthode de Maydl, un premier plan comprenant la gaine postérieure et le muscle à la fois, un second plan n'intéressant que la gaine antérieure, ou encore par un seul plan, surjet péritonéo-fibro-musculaire, suivant la méthode de M. le professeur Le Dentu. Ces deux plans seront nécessaires quand les gaines antérieures se seront rétractées très en dehors, à la suite de la hernie musculaire après l'incision de sa gaine.

Cette suture aponévrotique est souvent difficile à faire à cause de la profondeur à laquelle se trouve située la paroi fibro-musculaire de l'abdomen chez les femmes obèses. L'aiguille de Hagedorn facilite le passage des fils ; on ne craindra pas d'employer la plus grosse, qui, dans certains cas, sera encore trop petite pour la commodité d'application de la suture (1).

(1) C'est quand la couche adipeuse est considérable que les fils comprenant la masse des arois rendent de grands services. Ils constituent à la fois des fils de *suspension* pour perpmettre de faire le surjet et des fils de *protection* pour la suture quand elle est terminée. Ce fils sont, en général, des fils métalliques ou des crins de Florence.

Quant aux fils à employer pour la suture péritonéale et fibreuse de la paroi, les uns préfèrent la soie, les autres le catgut.

Condamin : « Nous basant sur la pratique de M. le professeur Fochier, nous trouvons que le fil de soie est beaucoup plus commode pour la suture en surjet que le catgut et que, d'autre part, après une désinfection préalable, il suffit de le faire bouillir pendant vingt minutes avant l'opération pour être assuré de l'avoir absolument aseptique.

Pozzi : « La soie poreuse est sujette à s'infecter .. Le catgut chromique laissé indéfiniment

Il est indispensable, pour que cette suture puisse se faire convenablement, que la *tonicité* des parois musculaires de l'abdomen soit vaincue ; aussi faut-il à ce moment que *la chloroformisation soit profonde ;* sinon, la main du chirurgien se trouve serrée entre les lèvres fibro-musculaires et ne peut rien faire d'utile.

3° Pour empêcher *le drain* d'être un point faible pour la cicatrice, placer le *tube à drainage en avant de la suture musculo-aponévrotique.*

Il arrivera souvent que le drainage sera prudent ; on emploiera alors un drain de volume moyen et on le couchera dans le tissu cellulaire sous-cutané.

4° La vitalité des tissus et leur avivement sont suffisamment assurés par l'*omphalectomie avec ouverture des gaines.*

Après la résection de l'ombilic fibreux, il faut pratiquer l'ablation de l'ombilic cutané ; voici les principales raisons qui motivent cette incision de la peau :

1. *Ulcérations fréquentes.* — Les irritations dues aux frottements par le bandage ou par les vêtements, les excoriations, les fissures, les poussées d'eczéma, transforment, modifient la structure de la peau, qu'elles entretiennent dans un état d'inflammation chronique. Ces excoriations sont l'apanage des hernies ombilicales très volumineuses, anciennes, chez les femmes très grosses, et, dans maintes observations, nous les voyons signalées.

2. *Amincissement de la peau.* — Normalement au niveau de la cicatrice ombilicale, la peau est plus fine que sur tout autre point de la paroi abdominale ; elle n'est pas, à ce niveau, doublée par un pannicule graisseux comme ailleurs ; si cette peau se trouve distendue d'une façon quelconque en général, et en particulier par une tumeur herniaire, elle devient encore plus

dans l'alcool sublimé au 1/1000 est aseptique, solide et souple. » (« Traité de Gynécologie », p. 46).

CHAMPIONNIÈRE : « La soie ne me semble pas disparaître des tissus avec la même facilité que le catgut, et son élimination, même quand elle est parfaitement aseptique, se produit quelquefois (cas de GÉRARD MARCHANT à la Soc. de Chir., 1er juillet 1891). Je me borne donc exclusivement au catgut, et, loin de redouter de le voir se résorber et disparaître trop tôt, j'estime qu'il y a avantage à ce qu'il se fonde très rapidement dans les tissus. » (P. 138). M. LUCAS-CHAMPIONNIÈRE a abandonné le catgut à l'acide chromique pour le catgut préparé suivant la méthode de Lister. Voir « Traité des Hernies », p. 139.

M. LE DENTU emploie le catgut assez gros (n° 4). M. LUCAS-CHAMPIONNIÈRE estime aussi qu'il y a avantage à avoir des fils un peu gros.

mince (1), elle a moins de vitalité et on l'a vue parfois se gangrener (Polaillon, Terrier).

3. *Exubérance de la peau.* — Parfois la peau est manifestement exubérante : c'est dans les cas de hernie ombilicales pendulaires, péniennes ou dans les cas de très volumineuses hernies ; plus encore dans le premier groupe que dans le second ; dans ce premier groupe, en effet, la peau se trouve tiraillée en un point limité ; dans le second, la distension porte sur toute la paroi antérieure. Cette peau amincie et exubérante réséquée, on aura non seulement des lèvres cutanées plus vitales, mais aussi une cicatrice plus régulière.

4. *Présence de l'ombilic.* — En admettant même :

*a.* Qu'il n'y ait pas d'excoriations superficielles (ces excoriations ne sont pas très fréquentes chez les gens qui se soignent et qui sont propres) ;

*b.* Que la peau ne soit pas amincie (ce qui est exceptionnel) :

*c.* Que la peau ne soit pas exubérante ; (ce qui est rare).

Il y a encore avantage à réséquer l'ombilic cutané, ce qui est rare ; car sa présence empêche l'affrontement très exact des bords de l'incision.

Quand on aura ainsi opéré, pourra-t-on affirmer que l'éventration ne surviendra pas ? Non, malgré toutes les précautions employées ; ces précautions ne visent, en effet, qu'une variété d'éventration, mais elles ne peuvent lutter contre les autres éventrations :

L'éventration d'*ordre physiologique*, telle que celle consécutive aux grossesses pénibles ;

L'éventration d'*ordre pathologique*, survenant après la distension de la paroi abdominale par du liquide ou par des tumeurs énormes, ou encore par une adipose considérable ;

Enfin, une variété d'éventration spéciale, l'éventration due à l'*atrophie congénitale* du plan fibro-musculaire de la paroi abdominale (Kœnig).

---

(1) Le professeur Richet, à propos de la hernie ombilicale étranglée, disait : « A cette peau distendue se trouve accolé le sac d'une manière si intime qu'on dirait, après l'incision, que c'est la face profonde du derme qui a été *lissée en séreuse*. »

C'est à dessein que nous n'avons pas parlé de l'asepsie et de l'antisepsie opératoires. Que l'on adopte la méthode de M. le Dr Lucas-Championnière, que l'on applique le procédé de M. le professeur Le Dentu, il faut être aseptique ou antiseptique, nous dirons même plus dans le second cas que dans le premier.

Nous avons vu quelle importance avait la réunion par première intention pour obtenir la cure vraiment radicale; nous ne nous étendrons pas davantage sur ce sujet.

Dans l'omphalectomie, où la cavité abdominale est ouverte largement :

Si l'antisepsie n'est pas très rigoureuse,

Si la suture profonde n'est pas serrée et étroite,

Si les sutures superficielles ne donnent pas un bon affrontement,

Si la malade ne reste pas longtemps au lit,

On a grande chance pour voir une récidive survenir, à échéance plus ou moins longue, et cette récidive constitue le début d'une véritable éventration.

Dans la méthode de M. le Dr Lucas-Championnière, si une récidive survient, c'est une pointe secondaire de hernie ombilicale, et il est facile d'y remédier au besoin par une seconde opération.

Quant à ce qui est du bandage post-opératoire, certains chirurgiens, tels que Zænger, le recommandent, mais la majorité pense qu'il est absolument inutile. Une bonne ceinture de soutien pour le ventre de ces femmes, qui sont pour la plupart obèses, suffit amplement à maintenir la cicatrice, pourvu que cette ceinture soit très large et assez serrée. Le modèle adopté par M. le Dr Lucas-Championnière nous semble le meilleur; la ceinture est garnie à sa partie médiane d'un petit coussinet convexe qui soutient efficacement la cicatrice et la protège contre le choc des viscères, en attendant qu'elle ait acquis toute sa solidité. Mais une ceinture de flanelle suffit parfois, témoin le bon résultat de l'opération de M. le Dr Hartmann.

# CHAPITRE V

## INDICATIONS DE LA CURE RADICALE CHEZ LES ADULTES

---

Pendant longtemps, on a distingué, au point de vue de la cure radicale, les hernies ombilicales en petites et en grosses hernies, et, si nous parlons ici de cette distinction, c'est qu'elle subsiste encore pour certains chirurgiens.

Nous voyons, en effet, Krukenberg (de Bonn) se comporter différemment à l'égard des hernies ombilicales, suivant leur volume :

1° Pour les hernies petites, il recommande l'expectation et le port d'un bandage.

2° Pour les hernies volumineuses, il est partisan de la cure chirurgicale.

Zænger, en 1890, pose les indications de la cure radicale de la façon suivante (1) :

I. — *Les petites hernies ombilicales* doivent être opérées :

1. Quand elles ont été le siège d'étranglement, soit plusieurs fois, soit une seule fois, que cet étranglement ait été partiel ou total.
2. Quand elles sont difficiles *à maintenir réduites.*
3. Quand il en résulte de *vives douleurs* dans le champ de la

(1) « Centralbl. f. Gynæk. », 1890, n° 27, p. 473.

hernie, ou simplement une gêne entraînant pour le sujet l'incapacité de continuer son travail et de gagner sa vie.

II. — *Les grosses hernies ombilicales, réductibles en partie seulement* ou *tout à fait irréductibles* doivent être opérées :

1. Quand elles s'accroissent continuellement.
2. Quand fréquemment elles causent des troubles dans les fonctions gastro-intestinales, d'où les conséquences suivantes : flatulence, constipation, dyspepsie, vomissements, ictère, etc.
3. Quand elles font craindre l'étranglement complet, ou que déjà elles en ont présenté les symptômes.
4. Quand, chez les femmes qui sont atteintes de cette infirmité et qui sont le plus souvent obèses, la peau devient le siège d'affection érythémateuse (intertrigo), de lésions ulcéreuses, ou se trouve amincie d'une façon menaçante.
5. Quand, enfin, la femme est incommodée d'une façon notable par les douleurs dont la hernie est le siège et qu'elle se trouve gênée dans ses mouvements, par suite incapable de travailler (1).

Au troisième Congrès français de chirurgie, M. le Dr Terrier concluait :

Quand une hernie est un peu *volumineuse*, qu'il est *impossible*, malgré tous les essais, de *la maintenir réduite*, qu'elle est *douloureuse* et *gênante*, je crois qu'il faut faire la cure radicale.

Socin : Chez les adultes, lorsque le bandage ne contient pas la hernie *complètement*, *facilement* et *sans douleurs*, l'opération est indiquée.

Trélat : Toute hernie, quelle qu'elle soit, qui n'est pas *complètement*, *facilement* contenue par un bandage est justiciable de la cure radicale.

Presque tous les chirurgiens sont d'accord pour n'intervenir que lorsque le bandage n'est *pas utile* (2) ou lorsqu'il est *douloureux*.

(1) Déjà nous voyons, dans le « The Lancet » de 1884, Michel Roocroft conclure de la sorte : « Lorsque la hernie est *petite*, *facile à contenir* et ne détermine *aucun accident*, il n'y a pas lieu de penser à une opération ; mais, lorsqu'elle est très *volumineuse*, qu'elle s'accompagne *de troubles des fonctions digestives* et menace sans cesse de *s'engouer*, ou de *s'étrangler*, lorsqu'elle se couvre d'ulcérations, on peut opérer. »

(2) Un bandage est dit *utile* quand il maintient totalement et continuellement réduite la hernie.

Or, d'une façon générale, le bandage pour hernie ombilicale chez l'adulte est difficilement toléré et, de plus, il contient très rarement la hernie réduite d'une façon efficace, et alors il constitue un moyen *dangereux*.

Il existe quelques cas très exceptionnels où le bandage, loin de constituer un supplice quotidien pour la patiente, apporte dans son état une grande amélioration : c'est quand il s'agit de hernies peu volumineuses chez des femmes peu grasses et dont le ventre est encore bien maintenu et ne présente pas des parois flasques et épaisses. Ces cas exceptionnels ont trait à des femmes qui, par leur condition sociale, ne sont pas contraintes à un labeur dur et pénible.

Et encore cette amélioration par le bandage n'est pas définitive.

M. le professeur Le Dentu nous a communiqué oralement l'observation d'une femme de la ville qui, depuis trois ans, a tiré d'excellents avantages du port d'un bandage.

Mais cette hernie ne va-t-elle pas causer, un jour, une série d'accidents ? Le bandage sera-t-il toujours bien toléré ?

Il est permis d'en douter si l'on parcourt les observations qui sont à la fin de ce travail et qui ont trait aux kélotomies pour hernies ombilicales étranglées. Avant qu'on ne pratiquât d'emblée la cure radicale de la hernie ombilicale non étranglée, le bandage constituait toute la thérapeutique de la hernie. Or, nous voyons que toujours, à un moment donné, il n'a pas été suffisant pour parer aux accidents des hernies ombilicales. Tel bandage utile pendant trois, quatre, dix ans, a tout à coup cessé de l'être ; des accidents ont apparu et l'intervention est devenue nécessaire ; toujours elle s'est faite alors dans de moins bonnes conditions que si l'opération avait été pratiquée plus tôt.

La plupart des femmes atteintes de hernie ombilicale sont presque toutes obèses ; l'épaisseur du tissu cellulaire sous-cutané atteint souvent 5, 6, parfois 10 centimètres ; le début de la hernie ombilicale passe souvent inaperçu.

L'abdomen aux parois graisseuses, flaccides, retombe souvent au-devant du pubis. La surcharge graisseuse existe non seulement au niveau de l'abdomen, on la retrouve au niveau des reins, partout ; bref, ce sont des femmes obèses, affligées d'une adipose générale. Or, l'application d'un bandage ou même d'une ceinture (1) se trouve excessivement difficile ; et, si la hernie n'est pas *complètement* réduite, le bandage non seulement n'est pas utile, il est *nuisible* et constitue un *véritable danger*.

Au sujet de la malade opérée par M. le Dr Polaillon (2), laquelle présenta une récidive herniaire treize mois après, nous avons pu nous rendre compte de la difficulté, de l'impossibilité dans certains cas, de pouvoir appliquer un bandage quelconque. Le bandage déterminait des douleurs beaucoup plus vives dans l'abdomen que lorsque la malade s'en passait ; d'autre part, il glissait à chaque instant. Le bandage, chez les femmes obèses à ventre tombant, détermine la production de deux saillies abdominales (épigastrique et hypogastrique), qui gênent considérablement la malade.

Nous conclurons donc, avec Lawson Tait et le Dr Lucas-Championnière, que, loin d'avoir un but curatif, comme le prétendait John Chiene (d'Édimbourg) (3), le bandage n'est pas, le plus souvent, un moyen palliatif, et que le meilleur ne contient même rien. Donc, toute hernie *ombilicale chez l'adulte doit être opérée*.

Dans une note sur la cure radicale de l'exomphale (4), en 1883, voici comment s'exprime Lawson Tait, au sujet du bandage : « Chez l'adulte, l'usage d'un bandage ne guérit jamais la hernie ombilicale. D'après mon expérience personnelle, généralement

(1) Actuellement, trois variétés de bandages sont usitées pour les hernies de l'ombilic :

*a.* Le bandage simple avec pelote convexe au niveau de l'ombilic.

*b.* Le bandage de Dolbeau, supérieur au précédent, qui peut agir efficacement contre la reproduction de la hernie, et qui est essentiellement composé d'une pelote convexe, située au milieu de deux ressorts par l'intermédiaire desquels elle appuie sur la masse herniaire pour la maintenir réduite, sans comprimer les autres parties de l'abdomen. Le bandage de Dolbeau est recommandé comme l'un des meilleurs par M. le professeur Le Dentu.

*c.* La ceinture hypogastrique, qui est souvent la seule tolérée, qui rend beaucoup de services aux patients, les soulage, mais n'agit aucunement sur la hernie elle-même.

Kœnig recommande dans quelques cas l'usage d'un corset auquel est reliée une pelote par l'intermédiaire d'un ressort ; parmi les bandages herniaires, il n'accorde une certaine valeur qu'à celui de Langaard (pelote avec articulation énarthrodiale de deux tiges élastiques suivant les mouvements du corps).

(2) Voir Obs. XI.

(3) John Chiene : « Dans tous les cas récents, à tous les âges, le bandage doit être appliqué non comme un simple palliatif, mais en vue d'obtenir la cure. Plus le sujet est jeune, plus grandes sont les chances de succès. Mais, une fois que la hernie a été réduite, on ne doit plus jamais lui permettre de sortir de nouveau. »

(4) On the radical cure Exomphal., by L. Tait (« Brit. med. Journ. », 8 déc. 1883).

la hernie augmente de volume, malgré le port d'un bandage, quel qu'il soit. L'emploi de tels moyens est *toujours incommode* et *parfois totalement impossible.* »

Zænger, B. Schmidt, Woltzendorf, depuis longtemps n'emploient plus de bandages, parce qu'ils n'obturent jamais complètement l'anneau ombilical.

Dans son *Traité des hernies*, après avoir montré que, chez l'adulte, on pouvait établir, d'une façon générale, que la hernie ombilicale a fatalement pour règle :

1° De *s'accroître.* De l'accroissement résultent :

*a.* La *formation d'adhérences*, d'où l'irréductibilité et l'imminence d'un étranglement à une heure quelconque;

*b.* La *production de hernies secondaires* ou *accessoires ;*

2° De *déterminer des phénomènes douloureux*, parfois même de créer, dès son apparition, un état *névralgique de la paroi abdominale* (1) ;

3° D'entraîner souvent à distance des troubles fonctionnels et d'altérer fréquemment l'état général du sujet, après avoir montré de quelle série d'accidents était menacée à chaque instant la vie des hernieux de l'ombilic, M. le Dr Lucas-Championnière conclut tout naturellement ainsi :

« ... En principe, la hernie ombilicale doit être opérée... La thérapeutique de cette hernie est facile, car le *rôle des bandages* dans la thérapeutique de cette hernie est *plus qu'illusoire.* Nous pouvons constater, si l'on veut, que bien des sujets ne peuvent rien faire sans bandage, par conséquent qu'ils en éprouvent quelque soulagement. Mais les services définitifs rendus par celui-ci sont vraiment illusoires. Quel que soit le bandage ombilical, le *meilleur ne vaut rien.* On n'a même pas ici, comme pour les hernies du pli de l'aine, l'illusion possible pour l'action du bandage.

(1) « La hernie ombilicale est essentiellement une hernie *douloureuse*, et douloureuse par des mécanismes divers.

... On trouve autour du noyau dur de petites tumeurs ombilicales ou péri-ombilicales, des douleurs irradiées comme on en trouve quelquefois autour de certains lipômes ou de certains adénomes du sein ou d'autres régions. Ces douleurs sont presque continues, sont exaspérées au moindre choc. Dès cette période, le port d'un bandage est à peu près impossible et, pour ces cas, rien ne pourra modérer l'accroissement de la hernie. » « (Cure rad. des Hernies », Dr Lucas-Championnière, p. 311).

« On pourrait dire que le *meilleur ne contient rien*. Les bandages à ressort, très pénibles, glissent sans cesse et ne retiennent rien. Les ceintures à pelote soutiennent l'effort exercé sur une grosse hernie, mais ne l'empêchent pas de sortir et de s'étrangler. On voit sur une même hernie les accidents d'engorgement et d'étranglement se renouveler sans cesse, malgré des bandages sans cesse modifiés.

« Ma conclusion est donc très nette : si on peut laisser sans intervention les hernies des enfants qui sont susceptibles de la guérison spontanée, aidée plus ou moins par le bandage, il ne faut laisser subsister aucune hernie ombilicale dans toute autre condition. Le danger couru par un sujet jeune qui se soumet à la cure radicale d'une petite hernie est absolument insignifiant, tandis que la gravité de la maladie, pour le présent et pour l'avenir, est incontestable (1). »

Pour résumer, nous dirons donc :

I. — Qu'au point de vue de l'intervention chirurgicale, la distinction des hernies ombilicales en hernies petites et en grosses hernies ne doit plus subsister.

II. — Que toute hernie ombilicale chez l'adulte doit être opérée (2).

III. — Que l'opération doit être faite de bonne heure ; plus sera récente l'opération eu égard à l'apparition de la hernie, et plus l'opération sera facile et les résultats meilleurs. Actuellement, il ne devrait plus y avoir de grosses hernies ombilicales, la cure de ces dernières étant parfois très pénible et l'opération plus sérieuse. Les grosses hernies anciennes exigent, en effet, de vastes laparotomies ouvrant largement la cavité abdominale. L'opération dure d'une heure et demie à deux heures et demie (Dr Lucas-Championnière), parfois plus de quatre heures (cas de Burckhardt, signalé par Zænger).

Il n'existe qu'une seule contre-indication chez l'adulte, elle ne se présente qu'exceptionnellement : c'est ce qu'on a appelé « la diathèse herniaire », constitution spéciale de certains individus

(1) « Cure rad. des Hernies », Dr Lucas-Championnière, p. 315 et 316.

(2) Nous avons vu dans quels cas il fallait pratiquer l'omphalectomie, et dans quels cas la méthode de M. le Dr Lucas-Championnière devait être suivie de préférence.

que Gosselin, Daniel Mollière (de Lyon), le Dr Lucas-Championnière, ont observée parfois (1).

C'est à dessein que nous ne parlons pas du mauvais état général de quelques sujets qui sont cachectiques, albuminuriques, diabétiques, phthisiques, etc. Cette déchéance profonde de l'organisme débilité constitue une contre-indication à toute opération chirurgicale sérieuse, quelle qu'elle soit; elle n'est pas une contre-indication spéciale à la cure radicale de la hernie ombilicale. Nous ajouterons même que, si l'organisme n'est pas trop profondément lésé, l'albuminurie, le diabète, l'emphysème, sont, en quelque sorte, des indications *plus pressantes* pour la cure radicale, qui seule peut les faire disparaître.

(1) On a dit atteints de diathèse herniaire les hernieux présentant des hernies par presque tous les orifices de la paroi abdominale.

# CHAPITRE VI

## REMARQUES SUR LA CURE RADICALE DE LA HERNIE OMBILICALE ÉTRANGLÉE.

---

Il est superflu aujourd'hui de dire que toute kélotomie pour étranglement herniaire de l'ombilic doive être suivie de la cure radicale; les premières cures radicales de hernie ombilicale ont d'ailleurs été faites à l'occasion d'étranglements herniaires.

Pendant longtemps, on a cru à « une fatalité spéciale » pour les opérations de hernies ombilicales étranglées, ou du moins à « une gravité relative » (Pott et Lawrence).

Huguier avait trouvé quatorze causes d'insuccès à l'opération, qu'il avait classées en sept consécutives ou chirurgicales et sept primitives ou anatomo-pathologiques. Nous nous dispensons de les rapporter ici, la plupart étant erronées et ayant été combattues par Cooper, Gosselin, Loupie (1880), etc.

Mais deux causes aux insuccès obtenus sont restées et restent encore pour plusieurs chirurgiens dans l'opération de la hernie ombilicale étranglée. Ce sont :

1° L'*intervention* tardive (Boyer, A. Cooper, Loupie, etc.).

2° Le danger de l'*infection péritonéale*. Nous avons vu quelle crainte on a eu pendant longtemps de a péritonite par écoulement des liquides septiques provenant de la plaie et se déversant dans la cavité péritonéale (M. le professeur Le Dentu, Uhde qui a rassemblé 122 cas de hernie ombilicale étranglée (1), Southam, etc.).

Il est bien évident que, plus on interviendra vite, plus la cure radicale se fera dans de bonnes conditions ; mais l'opération, faite même le quatrième ou le cinquième jour, a donné d'excellents résultats, comme on peut le voir d'après les observations de M. le Dr Polaillon et de Cooper (l'intestin était sain, malgré la longue durée de l'étranglement). Nous devons tout d'abord en conclure que les signes de l'étranglement ombilical ont un caractère *subaigu*, comme le dit Southam ; nous en déduisons, au point de vue chirurgical, qu'il ne faut pas attendre, pour opérer, que les symptômes de l'étranglement soient nets ; dès qu'il survient *quelques accidents* du côté d'une hernie ombilicale, il y a urgence absolue à opérer, urgence comme s'il s'agissait d'une occlusion intestinale.

Quant au danger de l'infection péritonéale par les liquides provenant de la plaie, il ne peut plus en être question aujourd'hui.

D'abord, parce que l'antisepsie permet d'ouvrir largement la cavité péritonéale sans le moindre danger.

Ensuite, parce que la paroi abdominale est hermétiquement fermée par une suture minutieuse et que, s'il existe de l'infection au niveau de la plaie des téguments, cette infection est toujours localisée.

Nous parlerons surtout de l'opération de cure radicale de hernie ombilicale étranglée pour insister sur deux points :

1° Sur la nécessité d'*attirer le plus d'épiploon possible* et de le éséquer très haut. Car, dans l'exomphale c'est l'épiploon qui se trouve le plus souvent très étranglé ; il n'est pas rare de le voir noirâtre violacé et parfois exhalant une odeur spéciale, légèrement fétide ; il ne faut pas se contenter d'enlever la portion herniée, il faut sectionner au delà le plus haut possible dans la cavité abdominale, si l'on ne veut pas courir le risque de voir se produire quelque accident consécutif, dont le moindre est un

(1) Uhde donne une mortalité de 46 0/0.

abcès localisé dans le moignon épiploïque. Ce point opératoire, que nous avons recommandé après MM. les Drs Le Dentu et Lucas-Championnière pour la cure de la hernie non étranglée, est *capital* dans la technique opératoire de la hernie ombilicale étranglée. Le procédé suivi par M. le Dr Hartmann permet de réséquer rapidement l'épiploon dans sa portion saine intra-abdominale.

2° Sur la nécessité d'examiner l'intestin sur une assez grande longueur. L'étranglement peut exister dans la cavité abdominale même ; c'est alors, le plus souvent, une anse herniée qui, en rentrant dans l'abdomen, s'est étranglée, ou une anse qui, en rentrant, suit un trajet sous-péritonéal (voir une des observations de M. le Dr Terrier). Ces étranglements complexes sont assez fréquents dans les hernies de l'ombilic (1).

Quant au procédé opératoire, les indications de la méthode de M. le Dr Lucas-Championnière ou du procédé de M. le professeur Le Dentu sont à peu près les mêmes que pour la hernie non étranglée, sauf que l'omphalectomie est peut-être plus indiquée, étant donné que l'étranglement vrai d'une hernie ombilicale survient habituellement chez des personnes d'un certain âge portant depuis longtemps leur hernie, qui a déjà donné lieu à des accidents divers (voir les observations des hernies ombilicales étranglées) et qu'il y a intérêt à ne pas prolonger l'opération par la dissection minutieuse du sac, telle que la réclame la méthode de M. le Dr Lucas-Championnière, si l'on veut obtenir un résultat vraiment radical et définitif. La pratique de M. le Dr Hartmann nous semble préférable, dans ce cas, à celle du Dr Condamin ; elle consiste, comme nous le savons, à ouvrir la cavité abdominale par une incision latérale à l'anneau ombilical et à ne faire l'incision de l'anneau qu'après avoir traité le contenu du sac herniaire ; c'est un procédé mixte à placer entre celui de M. le Dr Le Dentu et celui de M. Condamin.

(1) Benno Schmidt. Eigenthümliche Zustandekommen einer Darmeinklemmung bei einen grossen Nabelbruche.

Femme. Hern. omb. volum. et non contenue. Étranglement. Mort. Autopsie, épiploon et intestin dans sac herniaire ne sont pas altérés, mais une anse intestinale est rentrée dans la cavité abdominale et s'y est étranglée (« Centralbl. f. Chir. », n° 32, 1880).

# CHAPITRE VII

## HERNIE OMBILICALE CONGÉNITALE

La hernie ombilicale congénitale présente deux variétés bien distinctes :

I. — La hernie embryonnaire proprement dite.

II. — La hernie fœtale.

### 1° *Hernie embryonnaire.*

Dans la hernie embryonnaire, il n'y a pas d'ombilic, ce dernier n'est pas encore constitué ; le péritoine fait défaut à ce niveau ; il n'y a donc pas de sac herniaire ; la membrane qui enveloppe l'intestin est formée :

Soit par la membrane de Schenk,

Soit par la membrane primitive de Rathke.

Le type de la hernie embryonnaire est l'*éventration sus-ombilicale*, vaste *fissure* abdominale par où pénètre une partie ou la totalité des viscères abdominaux, ces derniers pouvant baigner dans le liquide amniotique ou être recouverts d'une membrane d'enveloppe embryonnaire. La plupart de ces hernies embryonnaires, n'étant pas compatibles avec la vie et constituant des monstruosités, ne sont pas justifiables d'une intervention quelconque.

Cependant, quand la hernie embryonnaire se présente sous l'aspect d'une tumeur recouverte, d'une part, par la gaine du cordon qui se continue par sa base avec la peau de l'abdomen, d'autre part, avec la membrane de Rathke, que ces enveloppes ne sont pas rompues, l'intervention peut être indiquée et parfois elle est nécessaire.

Ainsi, Giraldés, dans une observation de hernie embryonnaire, constata une striction telle de l'intestin par les bords de la fissure abdominale (fait exceptionnel, car, généralement, la fente abdominale est très large), qu'il dut débrider.

L'observation de Larabrie (de Nantes), que nous rapportons à la fin de ce travail, est intéressante à double titre : d'abord, parce que la membrane ventrale primitive s'était rompue; ensuite, parce que l'intervention chirurgicale fut aussi complète que chez l'adulte et couronnée de succès. Dans cette observation, comme l'a fait remarquer M. le Dr Berger, il n'existait pas de sac herniaire, mais une membrane embryonnaire remplaçant le péritoine absent.

Ce type de hernie embryonnaire est *extra-péritonéal*.

A côté de ce type existent deux autres variétés de hernies embryonnaires : la hernie diverticulaire proprement dite, qui peut exister seule (Tiedeman, Cazin (1), ou coexister soit avec la précédente, soit avec la hernie vitelline (cas de Jolly et de Gadaud (2), 1867).

L'opération de la hernie ombilicale embryonnaire est indiquée quand les parois abdominales offrent une *capacité suffisante* pour contenir la hernie viscérale réduite; sinon l'opération indiquée serait non plus de faire rentrer la hernie qui *n'est jamais sortie*, mais d'*agrandir la capacité* de l'abdomen. Donc, la condition essentielle pour l'opération est que l'intestin et les viscère puissent élire le l'abbomen pour domicile.

Nous citons à titre exceptionnel le cas de Thélu : il s'agissait d'une exomphale congénitale dans laquelle tout le paquet intestinal était hors de l'abdomen et se voyait à travers une enveloppe transparente; la tumeur avait 24 centimètres de pourtour à la base. Thélu pratiqua de la compression avec la paume de la main, réduisit en partie la tumeur et appliqua un bandage; le résultat de la cure fut définitif.

La plupart du temps, il faut opérer, puisque la hernie est irré-

(1) Th. Cazin, 1862.
(2) « Bull. de la Soc. anat. », 1867.

ductible, à moins que l'on ne se trouve en présence d'arrêts de développement multiples, comme dans le cas de Brunton (1880).

D'après la statistique de Benno Schmidt, les enfants affligés de la hernie ombilicale embryonnaire le seraient dans la proportion de 1 pour 2,000, et, parmi ceux atteints de cette infirmité, la mortalité serait de 50 0/0.

Dans la hernie embryonnaire, avec l'intestin se trouvent souvent le foie, la rate, quelquefois les reins, les ovaires et même le cœur (cas de Lindfors); assez souvent ces organes adhèrent au sac (c'est à cause de ces adhérences que Simpson avait édifié la théorie, fausse d'ailleurs, de la *péritonite adhésive embryonnaire*).

Les complications signalées dans ces cas étaient surtout :

1° La *péritonite* par *rupture* de la membrane embryonnaire mince, par *mortification* de cette membrane ;

2° La *phlébite ombilicale* que l'on observait parfois ;

3° L'*hémorrhagie d'origine hépatique*, fait exceptionnel.

En raison de ce mauvais pronostic, nous voyons Harrison tenter la suture des bords de l'ouverture cutanée, suture recommandée par Nélaton en 1857 ; Bal (de Tiel) réduire une exomphale de 7 pouces de diamètre, renfermant la plus grande partie des intestins, et faire la ligature du sac (guérison après suppuration longue); et, dans ces dernières années, nous voyons les chirurgiens soumettre à des opérations radicales les enfants atteints de hernie ombilicale embryonnaire : Hubbauer, Lindfors, Krukenberg, Felsenreich (1), Souden frères, Goodlee, Caldwell (2), Reuter, Piperno, Dunlap, Dohrn, Stolypinski, Olshausen, Harries, Barton, Theims, Ronaldson, Macdonald (3), Larabrie (4), Arcy Power, Gluck, Klaussner (*Münch. med. Wochensch.*, 1889, n° 3). Nannotti (Il Morgagni, août 1892).

En 1887, d'Arcy Power (5), à la Société de Pathologie de Londres, présente une pièce anatomique provenant d'un nouveau-né. Cet enfant portait au niveau de l'ombilic un sac transparent contenant 30 centimètres d'intestin et se conti-

(1) Felsenreich. « Viener med. Press. », 1884, n° 17.
(2) « Americ. Journ. of Obstetr. », août 1888.
(3) Operation for umbilical hernia at birth. (« Amer. Journ. of Obst. », janv. 1890).
(4) « Bull. de la Soc. de Chir. », 17 juin 1891.
(5) Soc. de Path. de Londres, séance du 18 oct. 1887.

nuant avec le cordon ombilical. Cette hernie était irréductible et Power en fit la cure radicale; l'enfant mourut de péritonite en trois jours. La tumeur était fusiforme, les vaisseaux du cordon suivaient sa face inférieure; sur le cordon ombilical se trouvait un petit kyste à contenu visqueux; il n'y avait pas d'autre difformité.

Godlee présente deux cas de ce genre avec adhérences viscérales étendues; dans un cas, il fit la herniotomie, l'enfant mourut en quelques heures.

Trèves a traité cinq cas de hernie ombilicale congénitale et en a recueilli vingt observations; la majorité étaient des hernies embryonnaires, le cœcum faisant ordinairement partie de la hernie ou le diverticule de Meckel et quelquefois l'extrémité inférieure de l'iléon (la présence du cœcum s'explique facilement par ce fait que le pédicule vitello-intestinal s'insère sur l'intestin au voisinage du cœcume); Ahlfeld (1) avait fait jouer à tort à ce pédicule un rôle considérable dans la pathogénie de la hernie embryonnaire; il pensait que c'était sa persistance qui mettait obstacle à la réunion des lames ventrales; aujourd'hui, la théorie de Meckel est seule admise). Trèves a fait une fois la cure chirurgicale avec succès quarante-huit heures après la naissance. Il conclut en disant : Toutes les fois qu'on n'arrive pas à réduire de suite et complètement l'intestin, il faut *exciser* l'enveloppe herniaire et *suturer* les bords de l'ouverture.

Dans la statistique de Macdonald, nous voyons que dix-neuf interventions ont été suivies de dix-sept succès et de deux morts; d'autre part, douze abstentions se sont terminées par neuf morts et trois survies. La cure chirurgicale des hernies embryonnaires de l'ombilic s'impose donc, abstraction faite des cas tératologiques ou de l'insuffisance de capacité abdominale en raison des conditions suivantes :

1° Péritonite immédiate par rupture, par sphacèle;

2° Irréductibilité de la masse herniée;

3° Tendance continuelle à l'augmentation de volume;

4° Série des accidents possibles, tels que phlébite, hémorrhagie;

(1) « Arch. f. Gynæk. », Bandl. XL.

5° Enfin, mortalité ordinairement quand non-intervention.

Que dirons-nous de la hernie vitelline et de la hernie diverticulaire, qui souvent coïncident ?

A la suite d'une observation de hernie ombilicale diverticulaire, Barth pose les indications chirurgicales qui suivent (1) :

I. — Dans le cas de simple *fistule diverticulaire*, il faut faire l'avivement et la suture des bords de la fistule.

II. — Dans le cas de *prolapsus diverticulaire*, il faut réséquer le diverticule et faire la suture de l'intestin, qui est possible à cet âge, comme l'a montré Hedwig.

III. — Dans le cas de *prolapsus intestinal*, il faut faire la *laparotomie*, désinvaginer, réséquer et suturer si les forces de l'enfant le permettent.

Nous insisterons sur la nécessité de réséquer les bords de la fente diverticulaire ; l'omphalectomie fibreuse est le procédé de choix si l'on ne veut pas voir persister ou survenir, non pas une nouvelle hernie, comme chez l'adulte, mais une *fistule rebelle de l'ombilic*. A la suite de la communication du Dr Larabrie à la Société de Chirurgie en 1891, M. le Dr Berger avait déjà fait valoir l'importance considérable de l'*excision des bords de l'orifice* herniaire dans les cas de hernie diverticulaire extra-péritonéale.

R. — Le mot de hernie embryonnaire est très mauvais, les viscères ne sont pas herniés à travers l'abdomen, mais les parois abdominales ne se sont pas développées suffisamment pour les recouvrir ; nous avons continué à l'employer faute d'un meilleur.

### *Hernie fœtale.*

La hernie fœtale se présente ordinairement sous la forme d'une tumeur à parois transparentes, minces, constituées par la gaine amniotique du cordon et le péritoine, entre lesquels se trouve une couche variable de gélatine de Wharton ; cette hernie est ordinairement réductible, sauf le cas de volume énorme du paquet herniaire, ou le cas de péritonite herniaire secondaire.

(1) De l'inversion du diverticule de Meckel ouvert à l'ombilic (Barth, « Deutsch. Zeit. f. Chir. », XXVI, p. 193).

Le type de la hernie fœtale est *intra-péritonéal*. Donc, dans la hernie embryonnaire, pas de péritoine, irréductibilité de la hernie par suite d'adhérences primitives ; dans la hernie fœtale, existence d'un sac herniaire, réductibilité habituelle de la hernie, présence de l'anneau ombilical.

Au point de vue chirurgical, nous pouvons déjà prévoir que, tandis que, dans la hernie embryonnaire, comme il n'y a pas de tendance à la guérison, puisque la hernie tend à augmenter et que le bandage ne peut être toléré, le chirurgien est forcé d'intervenir,

Dans la hernie fœtale, il existe des cas où, après la chute du cordon, la hernie étant maintenue réduite, l'anneau ombilical se resserre, et la cure peut être définitive sans intervention sanglante.

La présomption de viabilité des enfants atteints de hernie ombilicale, a dit Debout, est en raison inverse de l'éventration ombilicale et en raison directe de la durée de la gestation ; en général, ils naissent donc parfaitement viables.

La hernie fœtale se rapproche davantage de la hernie de l'enfance. Aussi comprend-on que l'intervention soit réservée à un nombre de cas très limités. Bérard, croyant le développement de la péritonite fatal après la chute du cordon, préconisait la ligature et la compression ; les seuls cas de guérison qu'il rapporte ont d'ailleurs été traités de la sorte. Mais cette péritonite n'est à craindre que si la hernie est volumineuse ; si la hernie est petite, la guérison sans intervention se fait presque toujours rapidement (1).

Debout, dans sa thèse, a rapporté dix exemples de guérison spontanée ; Thudichum et Kramer en ont cité chacun un cas. La guérison a été constatée treize ans après dans l'observation de Margariteau, et dix-neuf ans après dans celle de Getto. M. le professeur Duplay explique ainsi le mécanisme de la guérison : La cavité péritonéale resterait fermée, grâce à la conservation

(1) C'est dans ces cas de petites hernies fœtales ombilicales qu'il faut se méfier de comprendre une anse intestinale dans la ligature du cordon. Les accidents d'occlusion intestinale, observés après la ligature du cordon, sont dus, le plus souven, au pincement d'un diverticule de Meckel.

de la membrane interne qui se vasculariserait, puis se mettrait à bourgeonner, d'où une rétraction progressive de la plaie, qui repousserait en arrière les viscères herniés. Kœnig explique certaines guérisons de hernies fœtales volumineuses par une granulation analogue de la plaie ombilicale après la chute du cordon.

Nous dirons donc que, dans la hernie ombilicale fœtale, ordinairement de petit volume, il faut *s'abstenir de toute intervention chirurgicale.*

Elle n'est indiquée que dans le cas de hernie volumineuse, ou lorsqu'il se présente des accidents, soit de rétrécissement intestinal, soit d'étranglement, ou lorsque la péritonite est à craindre.

# CHAPITRE VIII

## HERNIE OMBILICALE DE L'ENFANCE

Cette hernie, qui se produit ordinairement quelques mois après la naissance, qui atteint aussi bien les garçons que les filles, est le type de la hernie qui peut guérir radicalement par le bandage ou même spontanément.

La guérison spontanée s'observe souvent chez les nègres; Lesnier, de l'île Bourbon, Forteneau, de la Louisiane, avaient déjà signalé la fréquence des hernies ombilicales chez les enfants nègres. Or, la plupart de ces enfants, portant dans leur enfance de petites hernies ombilicales, les voient disparaître vers l'âge de huit à dix ans.

La hernie ombilicale des enfants est celle dont on s'est le plus préoccupé au point de vue chirurgical. Nous avons vu, en effet, que Celse pratiquait le traitement de la ligature, que Nélaton préconisa l'intervention sanglante et la suture de l'anneau en 1847.

Trois modes de traitement se trouvent en présence :

I. — Le traitement par la ligature.

II. — Le traitement par la suture de l'anneau, comme chez l'adulte.

III. — Le traitement par le bandage.

I. *Traitement par la ligature.* — Ce traitement, imaginé par Celse, pourrait être appelé aujourd'hui la méthode d'Annibale Nota, suivie en Belgique par le Dr Max.

Voici le procédé employé par le Dr Nota (1) et décrit par lui dans les *Archives italiennes*, de Pediatra (1890), procédé qu'il suivit dans 18 cas de hernie ombilicale à l'hôpital infantile de la Reine-Marguerite :

« Le sac herniaire, vidé de son contenu par la réduction de la hernie, est confié à un aide qui le tient solidement entre le pouce et l'index. On jette autour de sa base un lac constitué par un petit tube en gomme élastique, du diamètre extérieur d'environ 3 millimètres ; on fait faire plusieurs tours à ce tube (trois ou quatre en le tenant assez tendu à la base du sac, le plus près possible de la paroi abdominale. Les deux chefs du tube sont rattachés ensemble et leur union est assurée par les lacs de soie. On recouvre à peine le point opéré avec un peu d'ouate, en recommandant aux parents de laisser les petits malades tout à fait libres de leurs mouvements et dégagés de tous les liens qui les obligeraient à faire des efforts relativement énormes pour se dégager de cette contrainte. Le dixième ou douzième jour, suivant la grosseur de la hernie, le sac, complètement sphacélé, tombe au niveau du lien, laissant à découvert une petite brèche ronde de quelques millimètres de diamètre. Cette plaie, pansée à sec avec de l'iodoforme et du coton phéniqué en abondance, se ferme complètement au bout de quatre ou cinq jours au plus, en laissant, à la place de la hernie, une cicatrice plane, régulière, qui s'oppose à toute reproduction de la même hernie.

Le Dr Nota a obtenu la guérison dans 18 cas, sans le moindre accident.

Cette pratique, que le Dr Max recommande pour « sa *simplicité*, sa *facilité d'exécution* et ses *résultats favorables*, a été suivie par lui à l'hospice des Enfants-Assistés. Sur onze enfants qu'il traita de la sorte, le Dr Max prétend que dans un cas seulement il subsista une pointe de hernie après la cicatrice ; mais chez aucun il n'observa ni fièvre, ni troubles digestifs, ni douleurs dans la région ombilicale. Il recommande, pendant deux ou trois mois après l'opération, le port d'une simple bande contentive, afin d'assurer plus complètement le succès de l'in-

(1) « Arch. italiano » de Pediatria, mai 1890.

tervention chirurgicale. La durée moyenne de ce traitement est de trente et un jours (1).

En lisant l'observation du Dr Max, on peut voir qu'il a appliqué d'une façon complète l'ancien procédé de Celse (voir Obs.).

Malgaigne, dans son *Manuel de Médecine opératoire* (2), avait fait observer que, si le bandage ne suffisait pas chez les très jeunes enfants, ou que si l'on voulait obtenir une guérison plus prompte, il existait deux procédés pour détruire à la fois le sac et les téguments qui le recouvrent : la ligature soit avec la modification du Dr Bouchacourt pour les hernies un peu volumineuses (base de la tumeur traversée par aiguille armée d'un fil double), soit la ligature par le procédé de Desault, puis les casseaux (3).

(1) De la cure rad. des Hernies omb. chez les enfants au moyen de la ligature, par le Dr Max, chef du service des Enfants-Assistés. « La Clinique » ; Bruxelles, 1891, no 28, p. 433.

(2) « Man. de Méd. opér. », Malgaigne ; Paris, 1861, p 607.

(3) Voici le procédé proposé par Chicogne :

« Tout étant disposé pour l'application de l'appareil don je me sers dans cette affection, lequel se compose de deux morceaux de bois de 12 centimètres de longueur sur 1 centimètre d'épaisseur, aplatis sur leurs faces correspondantes et garnis au centre d'un petit linge fin, de deux fils cirés doubles, d'une compresse double, fendue jusqu'à sa partie moyenne, et d'un bandage de corps, l'enfant est placé sur les genoux d'un aide, la poitrine relevée, les cuisses fléchies sur le bassin ; alors, après avoir réduit avec le plus grand soin la hernie, je fais faire à la peau qui recouvre le sac herniaire un pli longitudinal que je saisis à la base entre les morceaux de bois ; les deux fils cirés les maintiennent l'un contre l'autre, de façon à s'opposer efficacement à la reproduction de la hernie et déterminent lentement la mortification de la peau exubérante, ainsi que l'inflammation adhésive de la base du pédicule ; la compresse fendue est appliquée entre les bois et la peau ; un bandage de corps un peu plus large que les morceaux de bois n'ont de longueur fixe, le tout en place, et pour éviter de le déplacer à chaque instant pour visiter la partie malade, j'y pratique vis à-vis de la hernie une fente par laquelle il est facile de voir la peau qui en fait l'enveloppe. C'est à peine si, pendant tout ce manuel opératoire, l'enfant pousse quelques cris. Cet appareil doit rester en place cinq ou six jours, et, pendant tout ce temps, il doit être visité chaque jour, ainsi que la tumeur herniaire, qu'on peut voir aisément à travers la voûte pratiquée dans l'appareil. Les fils qui fixent les casseaux ont ordinairement besoin d'être resserrés deux fois, le deuxième et le quatrième jour, parce qu'ils se relâchent à cause de l'atrophie du sac par suite du sphacèle qui s'en empare, une fois l'appareil enlevé et la portion même de la peau mortifiée exubérante excisée avec soin au moyen de ciseaux ; la petite plaie qui en résulte est pansée avec un linge fin et recouverte d'une compresse épaisse. Un bandage de corps, solidement fixé, maintient le tout en place. Ce pansement est continué deux fois par jour jusqu'à la cicatrisation complète, qui a lieu ordinairement vers le dix huitième jour. On doit, par précaution, continuer le bandage avec la compresse pendant deux ou trois mois après la guérison. Je dois pourtant dire que plusieurs personnes l'ont supprimé au bout de quelques jours, sans que, pour cela, la guérison radicale en ait souffert le moins du monde.

Je me suis toujours très bien trouvé de l'emploi de ce procédé. En effet, sur quarante enfants opérés par moi, de cette manière, je n'ai pas eu un seul cas d'insuccès et la cure radicale a été obtenue dans un délai de quinze à vingt jours. La durée moyenne du traitement a donc été de dix-huit jours. Outre le succès constant de ce procédé quand il est bien appliqué, il possède deux autres avantages immenses, à savoir : de n'être jamais suivi d'acci-

Nous rapprocherons du traitement par la ligature la méthode préconisée par Franz Kœnig et employée à la clinique de Roser. La tumeur herniaire ayant été réduite, on attire la peau de l'abdomen des deux côtés, de façon que l'anneau ombilical se trouve situé au fond d'un repli longitudinal ; on applique ensuite circulairement autour de l'abdomen plusieurs longues bandelettes de sparadrap d'une largeur de deux doigts environ ; ces bandelettes se croisent sur le repli des téguments, que l'on maintient avec la main, et leurs extrémités viennent se fixer sur la peau de la région du dos. Suivant la largeur de l'ouverture et la longueur que l'on a dû donner au repli des téguments, on aura en outre à sa disposition deux ou trois bandelettes plus larges, ou même un plus grand nombre encore, qui sont appliquées de façon à alterner avec les bandelettes plus longues, avec lesquelles elles sont imbriquées pour préserver le sparadrap des causes d'altération ; chez les petits enfants, on recouvre ce premier pansement avec une bande roulée. L'appareil peut rester en place pendant deux ou trois semaines ; au bout de ce temps, on le renouvelle si on le juge nécessaire (1).

Franz Kœnig recommande, dans les cas d'étranglement, rares d'ailleurs, de faire la suture de l'anneau après débridement.

De cette méthode de Roser est né le procédé de Simon pour la cure des hernies ventrales très volumineuses, procédé suivi en Autriche pour la cure des hernies ombilicales de l'enfant. Ce procédé est décrit dans les *Archives de Langenbeck* :

Dans un cas de diastase des muscles grands droits, Simon refoula en dedans une saillie en crête de coq que présentaient les parois abdominales à ce niveau, de façon à remplacer la hernie par une gouttière longitudinale ; sur les côtés de cette gouttière, il aviva une zone cutanée elliptique, allongée, de 2 centimètres de largeur. Les bords internes de la zone avivée furent d'abord réunis par des points de suture noués en dedans et abandonnés dans la plaie, puis les deux sur-

dents, comme cela arrive par la ligature, et de ne pas faire souffrir l'enfant, qui conserve sa gaieté habituelle pendant toute la durée du traitement. »

« Traité prat. des maladies des nouveau-nés, des enfants à la mamelle et de la seconde enfance », par Bouchut, p. 617.

(1) « Tr. de Path. chir. spéc. » du Dr Franz Kœnig, 1889, § 140, p. 453.

faces cruentées furent réunies l'une à l'autre par deux séries de sutures superficielles et profondes. On fera bien de ménager à l'angle inférieur de la plaie une petite ouverture dans laquelle on introduira un tube à drainage; en effet, dans la poche cutanée ainsi suturée, il se produit facilement de la suppuration et de la rétention du pus, ce que favorisent, du reste, les excoriations et les desquamations de la portion de la surface épidermique restée intacte. Une incision pratiquée de chaque côté de la ligne de suture diminue la tension, en général assez forte, des bords de la plaie. Pour maintenir le résultat obtenu, il est bon de faire porter au malade une ceinture abdominale (1).

Ce procédé de Simon peut se résumer de la façon suivante :

1. *Plissement* de la peau au-devant de la hernie;

2. *Avivement* des deux bords opposés du repli cutané;

3. *Suture* des deux bords avivés.

Ce procédé de Roser et de Simon, ainsi que celui de Nota et de Max, nous paraît tout au plus applicable au traitement de hernies volumineuses de l'enfance; or, c'est l'exception. *Habituellement, la hernie de l'enfance a le volume d'une petite noix*, l'orifice herniaire laisse à peine pénétrer le bout du doigt; ce n'est qu'exceptionnellement qu'il a l'étendue d'une pièce d'un franc et même davantage quelquefois; elle est un peu allongée, en forme de pénis (2).

II. *Traitement par la suture.* — Nous avons vu ce traitement employé dans les cas de hernie embryonnaire ou de hernie fœtale; à plus forte raison a-t-il été employé dans les cas de hernies de l'enfance, moins souvent, il est vrai, car on n'a eu l'occasion de mettre ce traitement en pratique que dans les cas de hernies très volumineuses.

Dans l'ouvrage de E. Charon et Gevaert (3) (*Chirurgie infantile*, 1891), nous lisons que le professeur Cacciopoli, dans un cas de hernie abdominale double chez un enfant de six ans, pratiqua,

(1) « Arch. Lang. », vol. XX, p. 565, Hadlich. Le procédé de Simon a été employé pour la cure des éventrations par Maas et Balan in.

(2) La hernie de l'enfant ne contient que de l'intestin, l'épiploon n'est pas encore assez développé pour arriver au niveau de l'ombilic. D'après M. le Dr Féré, on pourrait trouver l'épiploon dans le sac après six mois. La hernie ombilicale de l'enfance est une *entérocèle*, la hernie ombilicale de l'adulte est, avant tout, une *épiplocèle*.

(3) E. Charon et Gevaert. « Chir. infantile »; Bruxelles, 1891, p. 93.

sur le sac de la hernie ombilicale, une suture avec du fin catgut au sublimé ; ensuite, enlevant toutes les enveloppes de la hernie, il pratiqua une seconde suture (suture de Lembert), à points assez serrés et dans une direction croisée avec la première suture. La suture de la peau fut faite avec de la soie phéniquée, un pansement fut appliqué à l'iodoforme et la guérison obtenue en un mois.

III. *Traitement par le bandage.* — La marche naturelle des hernies ombilicales de l'enfance est la *tendance à la guérison.* Cette guérison est favorisée par le bandage et le décubitus horizontal. C'est pourquoi nous voyons un grand nombre de chirurgiens protester contre le traitement par la ligature.

Guérin disait : « La ligature des parties molles qui recouvrent la hernie est et doit être définitivement abandonnée. Les succès que Desault prétendait avoir obtenus par cette méthode n'étaient pas aussi nombreux que le croyait cet illustre chirurgien. Marjolin racontait qu'il avait vu des malades opérés par Desault qui étaient plus infirmes après qu'avant l'opération. Bon nombre d'opérés ayant d'ailleurs succombé, je crois qu'il n'est pas permis de recourir à une pareille pratique pour une infirmité à laquelle on peut remédier à l'aide de bandages (1) ».

Marduel écrit, à l'article *Ombilic* du *Nouveau Dictionnaire de Médecine et de Chirurgie pratiques :* « Que dirai-je de la ligature employée pour amener la cure radicale de la hernie ombilicale des jeunes enfants, sinon que cette opération, portée aux nues par Desault et son école, préconisée par Martin le Jeune et, plus tard encore, par Thierry et Bouchacourt (1841), est justement laissée de côté aujourd'hui ? On n'a pas le droit de soumettre un enfant à une opération dangereuse pour le débarrasser d'une affection dont la guérison peut s'opérer seule ou à l'aide de moyens plus simples, comme ceux que je viens de passer en revue (les bandages).

Bouchacourt, malgré le beau succès qu'il a obtenu en 1842 chez un enfant de huit mois, n'a pas eu recours de nouveau à ce moyen et ne se croirait plus autorisé à le mettre en pratique (2) ».

(1) « Chir. opérat. », Guérin, p. 598.
(2) « Nouv. Dict. de Méd. et de Chir. », Jaccoud. Art. *Ombilic*, par P. Marduel, t. XXIV, p. 474.

Edmond Owen (1) fait remarquer « que la plupart des hernies ombilicales disparaissent graduellement lorsqu'elles sont abandonnées à elles-mêmes ; mais la fermeture de l'anneau est néanmoins hâtée par l'application d'un traitement judicieux ; une pièce de 5 centimes est entourée d'un linge et mise bien à plat sur l'orifice après réduction et y est maintenue par un bandage. Il faut rejeter les pelotes coniques, qui ont pour effet de retarder le processus d'oblitération. On fera en sorte d'éviter tous les efforts à l'enfant ». Mais Owen ne nous dit pas par quel moyen on pourra faire en sorte d'éviter ces efforts.

Jordan Lloyd préconise l'expectation toujours, les dimensions de la cavité abdominale s'accroissant après la naissance et effaçant graduellement la hernie ombilicale.

Comme bandage, le professeur de Saint-Germain préconise un tampon d'ouate ou de coton, ou une petite pelote élastique, maintenue par une bandelette de diachylon (2).

M. le Dr Féré, dans une savante étude sur les orifices herniaires et les hernies abdominales des nouveau-nés, après avoir décrit la partie anatomique, arrive au traitement des hernies ombilicales des nouveau-nés, celles qui se produisent, dit-il, peu après la naissance acquise et qui sont sous la dépendance d'une faiblesse congénitale des parois, qui, dans beaucoup de cas, peut être considérée comme un arrêt de développement (les nombreux faits d'hérédité appuient l'influence de la prédisposition congénitale) (3).

M. le Dr Féré cite les différents bandages usités dans les hernies de l'enfance.

Dans les cas de hernie très petite, J.-L. Petit appliquait une simple compresse maintenue par un bandage de corps ; Pardier (de Clermont), se contentait d'une simple application de collodion (4).

Dans les cas de hernie plus grosse, beaucoup de chirurgiens appliquaient sous le bandage de corps des boulettes de charpie,

(1) « Traité prat. de Chir. infantile », Edm. Owen.
(2) De Saint-Germain. « Chir. des enfants » ; Paris, 1884.
(3) Un grand nombre de juments atteintes d'exomphale ne procréent que des poulains semblables à elles (Hamon, Considérat. prat. sur les exomphales, « Rec. vétér. », 1848, p. 171).
(4) « Gaz. des Hôp. », 1856, p. 483.

de coton, de cire, des demi-sphères de liège, des demi-billes, des cônes construits avec des rondelles de diachylon (A. Cooper), des plaques de gutta-percha, séparées ou non de la peau par de l'ouate, des pelotes en gomme élastique ou en caoutchouc vulcanisé (Vidal, Demarquay) (1), des pelotes contenant un ressort caché (2), des plaques métalliques d'inégales dimensions et superposées, les plus petites étant vers le fond de l'anneau (3); tous ces objets étaient destinés à déprimer la peau pour repousser les viscères herniés jusqu'au niveau de la face interne de la paroi abdominale.

M. le Dr Féré rejette l'emploi de ces bandages à pelote, supérieurs aux bandages à ressort, il est vrai, mais qui ont l'inconvénient de pénétrer dans l'orifice ombilical et de pouvoir entraver le resserrement physiologique de cet anneau. Pour lui, les appareils qui doivent être préférés sont, en général, ceux qui sont constitués « par une pelote large *dépassant de 1 centimètre en tous sens* les limites de l'orifice herniaire et maintenue par un bandage en diachylon ; on fait la pelote, le plus ordinairement, avec des rondelles d'amadou ou une compresse pliée en huit et le bandage, d'une largeur de deux travers de doigt, est placé circulairement autour de l'abdomen (4) ». C'est le même appareil que recommandent Trousseau (5) et Malgaigne.

Nous donnerons ici la description d'un bandage analogue, employé par M. le Dr Guéniot avec un succès constant, et décrit dans le travail de M. le Dr Féré :

« La pelote est formée de deux ou trois lames d'amadou, taillées en carré de 2 centimètres de côté, et entourée par une bande de diachylon de même largeur, enroulée de telle façon que la surface en plastique soit tournée en dehors ; une seconde bande est enroulée de même, mais dans une direction perpendiculaire à la première; la pelote est aussi en plastique sur toute son étendue ; on peut la rendre plus molle en augmentant le nombre des plaques d'amadou, ou plus dure en augmentant le nombre des tours de

(1) « Bull. de Thérap. », 1856, t. II, p. 535.
(2) Suret. « Mém. de l'Acad. de Chir. », t. II, p. 336.
(3) Accarie. « Essai sur un nouveau traitement de la hernie ombilicale ». Th. Paris, 1864.
(4) Ch. Féré. « Revue mens. de Méd. et de Chir. », juill., août, sept. 1879.
(5) « Gaz. des Hôpit. », 1844, p. 309.

bande de diachylon. Une fois la pelote posée sur la hernie réduite, on la fixe par une bande de diachylon de 4 centimètres de large, dont on applique la partie moyenne sur la pelote et dont les deux chefs sont appliqués avec une pression modérée, obliquement suivant la direction des côtes, pour aller s'entrecroiser en arrière sur la ligne médiane entre les omoplates; on peut placer une seconde bande sur la première pour augmenter la solidité de l'appareil, qui a l'avantage de serrer un peu moins le ventre que les bandages circulaires, sans toutefois mettre à l'abri d'un accident qui n'est peut-être qu'une coïncidence; nous voulons parler des hernies inguinales qui se produisent quelquefois dans le cours du traitement.

Kœnig, au sujet de la hernie ombilicale des enfants, dit que l'application d'un bandage herniaire est presque impossible chez eux, en raison de la forme de l'abdomen, de la mobilité des parois abdominales, de la réplétion variable de l'intestin. Beaucoup d'enfants guérissent parfaitement par l'application de bandelettes de sparadrap; le plus souvent, du reste, la guérison, dit-il, s'opère *spontanément*, sans aucun pansement, car, si la hernie ombilicale est très fréquente chez les tout petits enfants, il est très rare de l'observer chez des enfants plus âgés. D'ailleurs, Lawson Tait, dans sa communication sur la cure radicale de l'exomphale, s'exprime de la façon suivante (1) : « Chez l'enfant, presque toujours la hernie ombilicale est curable par le port d'un bandage utile contenant bien la hernie; personnellement, *je n'ai jamais rencontré chez un adulte* de hernie ombilicale *remontant à l'enfance.* » Et, en effet, en parcourant les observations, nous n'avons trouvé que deux cas datant de l'enfance et coïncidant d'ailleurs avec des infirmités nombreuses.

Que faut-il penser de ces trois modes de traitement de la hernie ombilicale de la première enfance?

I. — Le procédé *de la ligature* doit être rejeté, comme inutile et comme dangereux.

*a.* — *Inutile*, car le bandage suffit ordinairement presque toujours à guérir radicalement la hernie, quand il est bien appliqué

(1) « Brit. med. J. », 8 déc. 1883.

et quand il est appliqué de bonne heure; parfois même, la guérison s'observe sans bandage; si une intervention est nécessaire, la seule vraiment rationnelle, chirurgicale, utile, est la suture de l'anneau.

*b.* — *Dangereux*, car il détermine, au dixième ou douzième jour, un *sphacèle* du sac laissant une plaie *à découvert;* c'est là un procédé antique qui avait peut-être sa valeur avant l'ère antiseptique de la chirurgie.

II. — Le procédé de la *suture de l'anneau* doit être réservé à des cas tout à fait exceptionnels, quand la hernie tend à augmenter de volume, quand, par le bandage, aucune tendance à la guérison, au retrait herniaire n'existe, ou quand la hernie s'est produite alors que l'anneau ombilical était complètement formé; la hernie se rapproche de la hernie de l'adulte; elle doit alors être traitée par la suture de l'anneau, mais non la résection totale de ce dernier, comme chez l'adulte, car, chez l'enfant, ce serait affaiblir inutilement la paroi abdominale non encore développée.

III. — Le traitement par le bandage est le *vrai traitement de la hernie ombilicale des enfants;* mais il faut savoir l'appliquer.

1. Le traitement par le bandage est un procédé de *cure radicale* chez l'enfant à la mamelle, alors qu'il ne constitue pas même un traitement palliatif chez l'adulte.

2. La cure est d'autant plus *rapide* que le traitement est appliqué plus tôt et le sujet plus jeune (1).

3. Le bandage doit maintenir la hernie réduite, pour favoriser le resserrement physiologique et l'oblitération définitive de l'anneau ombilical.

4. Il faut rejeter l'emploi des bandages à ressort ou des bandages métalliques, qui se déplacent continuellement; cette difficulté de contention tient à deux causes, comme l'a montré Malgaigne :

1° A la *forme du ventre*, qui est extrêmement développé relativement au bassin, de sorte que le bandage tend à se déplacer en bas ;

(1) M. le Dr Féré rapporte, dans son travail, dix-huit observations d'enfants âgés de quelques mois et guéris radicalement et rapidement par le bandage (« Revue mens. de Méd. et de Chir. », 1879). Le plus âgé avait cinq à six ans.

2° A l'*absence* ou au peu de développement de la *cambrure* lombaire, ce qui diminue la fixité du point d'appui postérieur.

5. Le *meilleur bandage* est celui que le chirurgien applique lui-même au moyen d'un corps demi-sphérique quelconque (amadou, tissu de toile, etc.), tenu en place par un emplâtre agglutinatif spécial, formé de deux bandelettes disposées en croix. Cet emplâtre agglutinatif, quand il est bien préparé, a l'avantage d'être propre et d'adhérer complètement à la peau. Si, dans la clientèle riche de la ville ou à l'hôpital, l'emplâtre de diachylon ne détermine pas d'irritations cutanées, même quand il est porté durant cinq ou six semaines, c'est que l'enfant est tenu très proprement et qu'on a soin de maintenir le pansement sec ; mais, dans les familles ouvrières, où l'on n'a pas le temps de s'occuper continuellement des enfants, cet emplâtre agglutinatif est préférable; nous l'avons vu appliquer plusieurs fois avec un succès constant et rapide.

5. Traitée ainsi *aussitôt son apparition*, la cure radicale de la hernie ombilicale de l'enfance peut s'obtenir :

En deux ou trois semaines si la hernie est toute petite ;

En six semaines ou deux mois si la hernie est plus volumineuse.

Nous ne parlons ici que de la hernie ombilicale se produisant dans les premiers mois qui suivent la naissance, alors que la cicatrice ombilicale n'est pas complètement faite.

La hernie ombilicale qui apparaît deux ans après la naissance, alors que l'ombilic a acquis, ou peu s'en faut, son organisation définitive, peut être justiciable de l'opération chirurgicale.

# CHAPITRE IX

## OBSERVATIONS ET PIÈCES JUSTIFICATIVES

---

A. **HERNIES OMBILICALES DE L'ADULTE**

1° HERNIES NON ÉTRANGLÉES

a. *Omphalectomie.*

b. *Suture de l'anneau.*

2° HERNIES ÉTRANGLÉES

B. **HERNIES OMBILICALES, CONGÉNITALES, ET HERNIES OMBILICALES DE L'ENFANCE**

C. **PIÈCES JUSTIFICATIVES**

## A. HERNIES OMBILICALES DE L'ADULTE

### HERNIES NON ÉTRANGLÉES

### *Omphalectomie.*

#### OBSERVATION I

Épiplocèle non étranglée. — Cure radicale. — Guérison. — *Observation personnelle.*

Kl... M..., vingt-neuf ans, couturière.

Deux accouchements et deux fausses couches.

La première fausse couche date de trois ans, le dernier accouchement remonte à trois ans environ.

C'est *après la dernière grossesse* que parut la hernie ombilicale qui, en quelques mois, attegnit la grosseur d'une noix. A la fin de cette grossesse, cette femme mit au monde un enfant gros, plus gros qu'après la première grossesse. L'accouchement fut assez facile, quoique le poids de l'enfant fût de 11 livres. Au dire de la malade, pendant toute la durée de la grossesse, la tête fœtale pressait sur la paroi abdominale et faisait, au niveau de l'ombilic, une saillie arrondie assez circonscrite, et, quand l'enfant remuait, il lui occasionnait de vives douleurs dans cette région. Même après l'accouchement, il resta au niveau de cette région une accidité spéciale de la paroi, qui, trop distendue, ne revint pas immédiatement sur elle-même.

Au mois de juillet 1892, fausse couche de deux mois et demi, à la suite de laquelle la tuméaction ombilicale augmente. Des douleurs spontanées surviennent. Port d'un bandage, qui n'est supporté que dix jours, et d'une ceinture Raynal, qui n'est tolérée que deux mois. Depuis, aucun moyen de contention.

La malade entre à l'hôpital, salle Lenoir, dans le service de M. le professeur Le Dentu.

*État actuel.* — Tuméfaction de la grosseur d'une mandarine au niveau de l'ombilic. La peau est amincie et présente en quelques endroits une coloration légèrement bleuâtre. La tumeur augmente de volume quand la malade est debout et après les repas.

Au palper, on constate que la tumeur est de consistance mollasse et réductible partiellement. On diagnostique une épiplocèle.

*Opération.* — Le 3 février 1893, par M. le professeur Le Dentu, qui voulut bien nous prendre comme aide.

Incision des téguments sur une longueur de 15 centimètres, médiane et longitudinale. La paroi du sac apparaît immédiatement, on la découvre sur une certaine étendue et le sac est incisé dans toute sa longueur. Ce sac, bosselé à l'extérieur, ne présente aucune loge interne; il contient de l'épiploon et rien que de l'épiploon disposé en cornet présentant quelques adhérences périphériques très légères à la paroi du sac.

Ce cornet épiploïque est attiré et étalé en tablier. A l'aide d'une pince, trois ouvertures sont faites dans sa base, près de l'anneau ombilical, dans l'intervalle des vaisseaux épiploïques; un fil de catgut est passé à travers chaque ouverture et les quatre tronçons épiploïques sont ligaturés isolément et à des étages différents, de façon à permettre à l'épiploon de rentrer successivement par segments.

Alors on commence la dissection du sac qui était très adhérent à la peau, puis M. le professeur Le Dentu met bien à nu la paroi fibro-musculaire au-dessus, au-dessous et sur le parties latérales de l'ombilic, et, le champ de la paroi et de l'ombilic étant bien mis en lumière par l'aide, au moyen de deux écarteurs, il fait l'omphalectomie.

Introduisant l'index gauche dans l'anneau ombilical, il soulève cet anneau et refoule en même temps l'intestin ; l'index était dirigé en bas sur les parties latérales de l'anneau, la main droite, à l'aide de ciseaux, attaque le pourtour fibreux de l'ombilic et résèque un triangle curviligne dont la base aboutit à l'ombilic et dont le sommet est médian et sous-ombilical. Un triangle de la paroi abdominale tout à fait analogue, à sommet sous-ombilical et à base aboutissant à l'ombilic, est réséqué. Par suite, le pourtour fibreux, ou plutôt l'ombilic fibreux se trouve réséqué dans une incision médiane elliptique de la paroi fibro-musculaire de l'abdomen.

Premier plan de suture, surjet péritonéo-musculaire fait avec le catgut n° 4 et passé à travers la paroi treize ou quatorze fois avec l'aiguille de Hagedorn la plus grosse. Ce temps de l'opération est assez laborieux, en raison de la profondeur de la paroi et de la tonicité abdominale persistante, la chloroformisation n'étant pas poussée assez loin.

Second plan de suture, dix-huit crins de Florence.

Drainage à la partie la plus déclive de la plaie. Pansement au salol.

5 février. Température 38°. Nausées, vomissements, dyspnée. Auscultation du poumon : râles sibilants et ronflants. Bronchite.

7 février. Pansement. Ablation du drain.

et 9 février. Température atteint jusqu'à 39°. Ventre légèrement douloureux à la palpation. Ventouses sèches dans le dos. Potion calmante à l'intérieur.

12 février. Râles ont disparu complètement. Température normale.

15 février. Pansement. Ablation des sutures. Exploration à l'aide du stylet. Décollement sous-cutané de la plaie. Double drainage. Lavage au sublimé.

9 mars. Suppression du drain.

10 mars. Malade quitte l'hôpital. Ceinture hypogastrique.

*Réflexions.* — Le résultat définitif, qui ne pourra être connu que dans un ou deux ans, ne pourra, dans ce cas, faire juger la valeur de l'omphalectomie d'une façon exacte, à cause de la suppuration légère de la plaie. Cette femme venait d'avoir la grippe avant son opération, et l'affection pulmonaire n'a pu être qu'une manifestation grippale. Cet état infectieux a pu à lui seul déterminer une moins bonne réunion de la plaie.

### OBSERVATION II

Hernie ombilicale non étranglée. — Cure radicale. — Omphalectomie. — Guérison.
(*Observation personnelle*).

Om... Leb... âgée de quarante-cinq ans, journalière, a eu plusieurs enfants. Hernie ombilicale datant d'une douzaine d'années. Douleurs abdominales. Impossibilité de travailler, aussi réclame-t-elle l'opération. Tumeur ombilicale de volume moyen, bosselée et étalée sous la paroi surchargée de graisse.

Opération le 16 décembre 1892 par M. le professeur Le Dentu assisté de M. le Dr Lyot. Incision médiane et longitudinale sur la tumeur herniaire. Ouverture du sac qui présente trois loges ou compartiments principaux ; paroi du sac adhérente à la peau très amincie. Traitement du contenu herniaire, résection de l'épiploon attiré hors de l'abdomen le plus possible, puis dissection du sac et résection totale de l'ombilic par deux incisions courbes se rejoignant à quelques centimètres au-dessus et au-dessous de l'ombilic et déterminant deux triangles à base aboutissant à l'anneau ombilical. Donc plaie analogue à une plaie de laparotomie.

Surjet intéressant bords fibro-musculaires et péritoine en même temps.

Neuf sutures profondes au fil d'argent utiles pour maintenir les parois très épaisses et dix-sept sutures superficielles. Pas de drainage.

Réunion par première intention.

Nous avons revue la malade il y a un mois. Résultat se maintient excellent.

## OBSERVATION III

Hernie ombilicale étranglée. — Omphalectomie par Jeannel. — Guérison.
*Observation résumée* (Th. de Casteret, Obs. III, p. 39).

Femme, cinquante-cinq ans. — Hernie ombilicale de la grosseur d'une tête d'enfant de deux ans.

Entre à l'hôpital le 26 octobre 1892 avec accidents d'étranglement dont les premiers remontent à quarante-huit heures. Kélotomie immédiate.

Incision elliptique de la peau circonscrivant le nombril.

Au-dessous de l'anneau et sur la ligne blanche, courte laparotomie de 3 centimètres, débridement de l'anneau péritonéal du même coup. Pas trace d'étranglement sur l'intestin, mais impossibilité de la réduction.

Large ouverture du sac. Il contient de l'épiploon, les côlons transverse et ascendant, plus l'appendice. Nombreuses adhérences épiploïques et intestinales. Brides multiples traversant le sac. Intestin coudé sur brides épiploïques.

Anneau élargi par une incision médiane en bas de 3 centimètres de longueur. Résection de l'épiploon et du sac.

Résection de l'anneau et ouverture latérale des gaines musculaires des droits, orifice musculo-aponévrotique elliptique.

Les deux bords étant écartés, on tire sur les deux extrémités en haut et en bas pour les rapprocher. Suture en surjet du péritoine, qui se déchire. Surjet fibro-musculo-péritonéal à la soie. Suture cutanée (deux plans de sutures).

30 octobre. Congestion pulmonaire.

3 novembre. Ablation des sutures cutanées. Réunion parfaite.

## OBSERVATION IV

Hernie ombilicale irréductible, volume moyen. — Omphalectomie. — Guérison par M. de Larabrie (de Nantes). — *Observation résumée* (Th. de Gaston, 1892, Obs. I, p. 39).

S..., quarante-deux ans, a eu plusieurs enfants. Prolapsus vaginal consécutif à une déchirure du périnée. — Extrêmement grasse depuis plusieurs années. — Hernie ombilicale depuis deux ans, irréductible depuis un an. Bandage non toléré.

Hernie allongée de haut en bas, longue de 8 centimètres.

Opération, 12 mai 1892. Épiploon adhérent. Dissection, ligature. Omphalectomie, suture à trois étages.

Guérison au bout de dix jours.

## OBSERVATION V

Hernie ombilicale. — Kyste de l'ovaire. — Ovariotomie et omphalectomie par Gouilloud.
*Observation résumée* (Th. de Casteret, Obs. II, p. 38).

D. E..., quarante-quatre ans, religieuse, robuste, un peu obèse.

Hernie ombilicale réductible, depuis quatre ans.

6 juillet 1892. Ovariotomie. Excision totale de l'ombilic fibreux. Suture à trois étages (suture des deux droits et de leurs gaines).

Réunion solide.

## OBSERVATION VI

Hernie ombilicale volumineuse avec phénomènes de pseudo-étranglement à répétition. — Cure radicale. — Guérison (omphalectomie par Chandelux). — *Observation résumée* (Th. de Casteret, Obs. I, p. 35).

Maria B..., trente-huit ans, ménagère. Entre le 3 avril 1891 à l'Hôtel-Dieu, pour une hernie ombilicale datant de huit ans. Obèse.

Sept enfants, dont deux survivant, trois fausses couches.

Bandage porté irrégulièrement. Souvent phénomènes de pseudo-étranglement durant plusieurs jours; coliques, nausées, vomissements, météorisme. Retours périodiques d'irréductibilité.

A son entrée, tumeur partiellement réductible, saillante comme le poing, recouverte d'une énorme couche adipeuse, flasque, parsemée de vergetures, s'étalant quand la malade est dans le décubitus dorsal.

4 avril 1891. Opération. Libération de la tumeur jusqu'au plan aponévrotique. Ouverture du sac : grosse masse épiploïque pelotonnée et condensée, adhérente à l'anneau, surtout à sa partie inférieure. Pédicule épiploïque subdivisé en cinq segments. Excision complète de l'anneau ombilical par une incision elliptique. Gaine du droit antérieur gauche est ouverte. Suture en surjet de l'aponévrose à l'aide du catgut chromique. Suture en surjet de la peau. Drain à l'angle inférieur de la plaie.

21 avril. Petit abcès sous-cutané.

8 mai. Quitte l'hôpital avec une ceinture hypogastrique.

15 juin. Nouvel abcès sous-cutané.

Six mois après, pas de tendance à l'éventration.

## OBSERVATION VII

Hernie ombilicale volumineuse, irréductible. — Omphalectomie. — Guérison par de Larabrie. *Observation résumée* (Th. de Gaston, Obs. II, p. 40).

X... religieuse, cinquante-quatre ans.

Hernie ombilicale depuis cinq ans. Très grasse, abdomen retombant. Douleurs assez fréquentes dans la région ombilicale. Aucun résultat par bandage.

Hernie du volume d'un poing d'adulte, peau érythémateuse, excoriée, suintement séro-purulent.

Opération le 21 juin 1891. Épiplocèle volumineuse. Débridement en haut de l'anneau ombilical. Contraste entre petitesse de l'anneau et dimension de la masse épiploïque herniée. Excision de l'anneau. Suture à trois étages. Résection de l'ombilic cutané.

Abcès à la partie inférieure de la plaie au quatrième jour.

## OBSERVATION VIII

Hernie ombilicale adhérente. — Omphalectomie. — Guérison par de Larabrie. *Observation résumée* (Th. de Gaston, Obs. III, p. 42).

M..., soixante-trois ans. Plusieurs enfants.

Hernie ombilicale depuis vingt ans, jamais de bandage.

Il y a cinq ans, accidents de constipation pendant six jours.

5 mai 1890. Opération. Entéro-épiplocèle. Débridement de l'anneau sur la ligne médiane. Incision des bords de l'orifice fibreux, transformation de l'orifice circulaire en une fente verticale. Suture à deux étages au crin de Florence.

## OBSERVATION IX

Hernie ombilicale étranglée. — Omphalectomie par Keen. — *Observation résumée* (*New medical*, 1888).

Femme, cinquante-deux ans. Depuis dix-huit ans, grosse hernie ombilicale.

22 janvier 1888. Opération. Ouverture du sac, masse d'épiploon adhérente au pourtour de l'anneau, assez large pour admettre le pouce.

Orifice ombilical tellement profond, à bords tellement épais et rigides qu'on ne *pouvait songer à les suturer*. Incision de 6 pouces circonscrivant l'ombilic.

Mort le surlendemain, de péritonite.

## OBSERVATION X

Hernie ombilicale. — Cure radicale. — Omphalectomie. — Guérison. — *Observation inédite* (due à l'obligeance de M. le Dr Hartmann).

Mme E. L. femme L., âgée de cinquante-cinq ans, cuisinière, entre le 10 octobre 1892, à l'hôpital Bichat, dans le service de notre maître le professeur Terrier, que nous avions l'honneur de suppléer. Cette malade a toujours joui d'une bonne santé et n'a eu qu'une grossesse à terme, à l'âge de trente ans. C'est il y a deux ans et demi qu'à la suite de troubles intestinaux elle a constaté la présence d'une hernie ombilicale, une ceinture pourvue d'une pelote fût impuissante à empêcher la sortie de la hernie, qui augmentait progressivement de volume et constituait pour la malade une véritable gêne.

11 octobre 1892. Malade grasse, à ventre volumineux retombant sur les cuisses. Hernie ombilicale du volume d'une pomme d'api, entièrement réductible. Quelques intermittences cardiaques. Rien dans les urines.

15 octobre 1892. Anesthésie successive par le bromure d'éthyle, puis le chloroforme, fait par le Dr Bourbon. Opération avec l'aide de M. Malherbe, interne du service, en présence du Dr Pozzi. Incision de 10 centimètres contournant le bord gauche de la hernie et ouvrant l'abdomen. Une compresse est placée sur l'intestin ; une deuxième incision circonscrit le bord droit de la hernie, qui dès lors se trouve extirpée en masse (collet, sac et paroi abdominale). Sutures à trois étages des deux lèvres de la plaie. Suture du péritoine par des points en capiton avec de la soie n° 0, de la paroi musculo-aponévrotique de même par des points en capiton avec de la soie n° 1, de la peau au crin. Chaque fil charge au passage le plan immédiatement sous-jacent déjà suturé. Tous les plans sont ainsi reliés entre eux sans cavité virtuelle intermédiaire, sans drainage par conséquent.

La malade sort guérie le vingt et unième jour.

*Réflexions.* — 14 avril 1893. La malade est revue six mois après son opération ; la cicatrice est toujours restée parfaite, linéaire, sans éventration, bien que la *malade n'ait jamais porté de ceinture, ni de bandage*. Elle n'a plus les malaises digestifs dont elle souffrait autrefois, est toujours pourvue d'embonpoint et pèse 105 kilogrammes. Résultat excellent.

OBSERVATION XI

Hernie ombilicale. — Cure radicale. — Omphalectomie. — *Observation résumée* (Condamin, Omphalectomie totale et hernies ombilicales. Ons. II, 1893).

T. C..., quarante-neuf ans, journalière.

Père avait hernie inguinale. Trois enfants sans hernie.

Femme robuste, adonnée à de rudes travaux.

Il y a trois ans sans cause apparente, apparition dans la région ombilicale d'une petite grosseur qui paraissait ou disparaissait suivant que malade faisait des efforts ou restait au repos.

Depuis trois mois tumeur herniaire douloureuse. Crises violentes siégeant au niveau même de la hernie et dans la région péri-ombilicale, accompagnées de vomissements surtout bilieux et durant trois à quatre heures, quelquefois douze heures. Jamais d'étranglement. En raison des douleurs, la malade réclame l'opération.

Hernie a le volume d'une petite orange, réductible partiellement collet parait large.

Opération le 13 février 1893 par le Dr Condamin. Hernie circonscrite par deux incisions elliptiques de 20 centimètres de haut sur 8 de large. Du côté gauche on incise profondément et on entaille successivement la gaîne antérieure du droitl son bord interne son feuillet profond et enfin le péritoine. A ce moment on ouvre le sac par son collet *de dehors en dedans*. De nombreuses adhérences épiploïques sont déchirées; l'épiploon est réduit. On incise alors avec des ciseaux du côté droit la couche pariétale dont la peau seule avait été intéressée, en ayant bien soin d'entailler la gaîne des droits. On enlève ainsi non seulement l'ombilic, mais encore le collet de la hernie, le sac et la peau qui le recouvre.

A ce moment, deux fils de soie sont placés aux extrémités supérieure et inférieure de la plaie, qui permettent de soulever la paroi et de commencer le premier plan de suture. Le péritoine se déchirant facilement on comprend avec lui le feuillet postérieur de la gaîne du droit de façon cependant que l'adossement séro-séreux existe sur toute la hauteur.

Second plan de suture sur feuillet antérieur des droits.

Troisième plan constitué par des fils profonds et superficiels comprenant la peau et le tissu cellulaire.

Les deux premiers plans de suture sont faits à la soie, le dernier au fil métallique. Durée de l'opération 40 minutes. Bandage de corps.

18 mars 1893. — Guérison complète. Disparition des douleurs. Contention normale même sous les efforts et la toux. Ceinture abdominale.

*Réflexions.* — Au point de vue de la cure vraiment radicale le résultat est encore trop récent pour avoir une certaine valeur. Deux moix et demi seulement se sont écoulés depuis la date de l'opération et l'on doit compter un minimum de six mois après l'opération pour assurer d'une façon non pas absolue mais presque certaine la permanence du résultat immédiat.

OBSERVATION XII

Hernie ombilicale. — Cure radicale. — Omphalectomie. — Guérison. — *Observation résumée* (Condamin, Omphalectomie totale et hernies ombilicales, Ons, II, 1893).

M. M..., vingt-deux ans, religieuse, robuste. Vomissements depuis sept ou huit mois quand en novembre 1891 apparaît une hernie ombilicale. Volume de la hernie reste stationnaire jusqu'en juillet 1892, époque à laquelle elle commence à s'accroître. Douleurs abdominales, vomissements, coïncidant avec courtes périodes d'étranglement.

Opération le 12 février par le Dr Pollosson. Tumeur ombilicale circonscrite par deux incisions elliptiques qui remontent à 5 ou 6 centimètres au-dessus de l'ombilic et descendent d'autant au-dessous. Écartement de ces lignes d'incision à 5 ou 7 centimètres au niveau de l'ombilic. Incision de la peau et du tissu graisseux sous-cutané des deux côtés jusqu'a l'aponévrose du grand oblique. Gaine du droit du côté gauche est ouverte sur une étendue de plusieurs centimètres. On incise ensuite, aponévrose profonde à environ 2 centimètres du collet herniaire et on ouvre le péritoine. On ouvre le sac de *dehors en dedans* en passant par son collet. Nombreuses adhérences soit épiploïques soit intestinales. Le collet du sac et la partie latérale gauche du sac étant ouverts de bas en haut, on libère très facilement toutes les adhérences qui apparaissent à plat. La réduction est alors effectuée sans qu'on soit obligé de réséquer l'épiploon. On réséque alors le côté droit et la paroi abdominale comme du côté gauche, c'est-à-dire en ouvrant la gaîne du droit correspondant.

Au dixième jour, ablation des fils superficiels. Réunion par première intention. Mais cinq à six jours après petit foyer purulent au niveau d'un des fils superficiels.

Premier plan de suture intéressant le péritoine et le feuillet profond des droits. Suture à la soie.

Deuxième plan de suture intéressant le feuillet superficiel des droits et fait à la soie.

Troisième plan de suture : deux ou trois sutures profondes les autres superficielles. Suture métallique.

*Réflexions.* — Cette observation vient à l'appui de ce que nous avons dit au sujet des différents procédés d'omphalectomie, à savoir qu'il vaut mieux dans un premier temps opératoire traiter le contenu herniaire et dans le deuxième temps transformer la plaie résultant de la cure radicale en plaie simple de laparotomie par la résection de l'ombilic fibreux.

## *Cure radicale par la suture de l'anneau herniaire.*

### OBSERVATION XIII

Épiplocèle ombilicale non étranglée. — Cure radicale. — Guérison. — Récidive treize mois après. — *Observation personnel.*

P... Eug..., cuisinière, trente-deux ans.

Première grossesse à vingt-deux ans, avec œdème généralisé qui a disparu au moment de l'accouchement. Accouchement normal. Enfant gros.

Deuxième grossesse à vingt-sept ans. Anasarque comme dans la première grossesse. Régime lacté.

Puis une série de trois fausses couches.

Troisième grossesse à trente-deux ans.

A l'âge de vingt-quatre ans, en soulevant un seau d'eau, la malade a ressenti des coliques sèches qui ont duré huit jours et condamné la personne au lit. Quand la malade s'est levée, elle s'est aperçue qu'il existait une tumeur légère au niveau de la région ombilicale ; c'était en octobre 1881. Cette tumeur avait alors la grosseur d'une petite noix, elle était indolore à la pression et réductible. Elle est restée stationnaire pendant cinq ans.

En 1886, la tumeur a augmenté progressivement de volume jusqu'en 1890. Elle a commencé à devenir douloureuse en 1887. Lorsque la malade était debout, elle ressentait des douleurs généralisées dans tout le ventre; mais, dans son lit, sans mouvements, elle n'était incommodée par aucune douleur.

Palpitations de cœur, asthme léger. La malade entre à l'hôpital de la Pitié, salle Gerdy, nº 13 *bis*.

*État actuel.* — Tumeur ombilicale, à direction oblique en bas et en avant, saillant par l'anneau ombilical, longue de 6 à 7 centimètres, molle, flasque, parfaitement réductible à travers l'anneau dilaté. Épiplocèle. Forme de la hernie absolument pendulaire ou pénienne.

Adipose excessive, ventre flasque retombant sur la partie supérieure des cuisses (pas de diabète, aucun signe d'alcoolisme, albuminurie intermittente).

Les douleurs qu'éprouve la malade depuis 1887 lui font demander la cure radicale de sa hernie.

*Opération* le 29 mars 1890, par M. le Dr Polaillon.

Incision médiane et longitudinale sur la tumeur herniaire ; elle est prolongée en haut de 2 centimètres environ au-dessus de l'anneau ombilical. Le sac herniaire est ouvert en même temps, des pinces en sont appliquées sur les lèvres, et, entre ces lèvres, fait hernie une masse épiploïque du volume d'une petite orange. La masse épiploïque est ligaturée à l'aide d'un double fil de catgut entrecroisé passant par le milieu de sa base, puis réséquée. Mais le volume de l'épiploon est tel qu'il ne peut rentrer dans la cavité par l'anneau ombilical; c'est pourquoi M. le Dr Polaillon incise l'anneau en haut et en bas avec le bistouri boutonné de Cooper, ce qui permet de rentrer tout dans la cavité abdominale. Des éponges fines, montées, maintiennent la masse épiploïque réduite.

Alors, on pratique une dissection minutieuse du sac à l'aide d'une pince et d'un bistouri jusqu'au niveau de l'anneau; six à sept fils de catgut rapprochent les deux lèvres du sac, réséqué en grande partie, et les deux bords de l'anneau.

Puis sutures profondes de la paroi à l'aide de quatre ou cinq crins de Florence et, dans l'intervalle, sutures superficielles au crin également.

Pansement de Lister complet.

Anesthésie facile, réveil aisé, quelques vomissements bilieux.

*Suites de l'opération.* — 29 mars, 7 heures soir : Temp. 37°. Pouls 76. R. 26. Dit souffrir moins qu'avant l'opération. Quelques nausées. Glace. État très calme, émission de gaz par l'anus.

30 mars. Légère cuisson au niveau de la plaie, de temps en temps quelques élancements dans le ventre. Surtout douleurs de reins, tenant au décubitus.

31 mars. Quelques coliques, lavement laudanisé, injection de morphine le soir.

3 avril. Deux garde-robes normales.

4 avril. Premier pansement à l'iodoforme. Ablation des fils profonds. Très bon état. Malade commence à se lever.

20 avril. Quitte l'hôpital en très bon état, avec une ceinture hypogastrique.

*Réflexions.* — Cette femme est venue nous revoir à l'hôpital Saint-Louis en juin 1891, alors que nous étions interne dans le service de M. le Dr Lucas-Championnière. Elle présentait une récidive herniaire par l'anneau ombilical. Et cette fois, au lieu d'une épiplocèle pendulaire, elle avait une entérocèle à developpement latérale gauche sous-cutané; la masse herniaive s'étalait sous la couche graisseuse énorme de la paroi abdominale.

En raison du volume de son abdomen, cette femme n'a jamais pu supporter un bandage, ni même une ceinture efficace ; et cette femme souffrait, elle réclamait une deuxième opération.

### OBSERVATION XIV

Hernie ombilicale adhérente et volumineuse. — Cure radicale par le Dr Malherbe (de Nantes). *Observation résumée* (Th. de Gaston, Obs. VII, p. 47).

H..., cinquante-cinq ans.

Hernie ombilicale *suite de couches* il y a quatre ans. N'a jamais été bien contenue. Accidents d'étranglement passager à trois ou quatre reprises. Accidents d'étranglement en septembre 1852. Aussi opération le 25 septembre.

Incision médiane de 8 centimètres de l'ombilic au pubis. Sac mince adhérent à l'épiploon. Six ligatures sur le pédicule épiploïque. Suture du sac en bourse, sorte de capitonnage refoulé au-dessous de l'anneau, qui est suturé au catgut. Suture du tissu cellulaire sous-cutané. Suture de la peau : trois points profonds, quinze superficiels.

### OBSERVATION XV

Hernie ombilicale adhérente. — Opération. — Guérison par le Dr Poisson. *Observation résumée* (Th. de Gaston, Obs. IV, p. 44).

Mme X..., soixante-dix ans, autrefois obèse. A maigri depuis quelque temps. Alcoolisme. Hernie ombilicale irréductible. Jamais de bandage.

Symptômes d'obstruction intestinale. Opération. Suture du sac. Trois plans de suture.

### OBSERVATION XVI

Hernie ombilicale irréductible. — Opération. — Guérison par le Dr Poisson. *Observation résumée* (Th. de Gaston, Obs. V, p. 45).

Mme X..., obèse, quarante-deux ans, entéroptose.

Il y a quatorze ans, à la *suite d'un accouchement*, hernie ombilicale. Accidents de pseudo-étranglement.

En 1890, opération. Suture du sac. Trois plans de suture superposés.

### OBSERVATION XVII

Hernie ombilicale adhérente. — Opération par M. de Larabrie. — Guérison. *Observation résumée* (Th. de Gaston, Obs. VI, p. 46).

M..., blanchisseuse, grosse hernie ombilicale survenue à la suite d'un effort fait par la malade en voulant soulever un paquet volumineux de linge. Réductible pendant quatorze ans, irréductible depuis six mois.

Peau très amincie, au point le plus acuminé de la hernie, ulcération cutanée de la largeur d'une pièce de 1 franc, due au frottement d'un bandage mal conformé.

Février 1892, opération. Débridement de l'orifice ombilical, qui était cependant large comme une pièce de 5 francs.

## OBSERVATION XVIII

Hernie ombilicale. — Cure radicale. — Guérison. — *Observation résumée* (Th. de Bacri, Obs. X, p. 87).

Zénobie P..., cuisinière, quarante-six ans. Hôpital Saint-Louis. Isolement n° 24.

Hernie ombilicale volumineuse depuis vingt ans, *suite de couches*. Douleurs, vomissements, diarrhée. Tumeur irréductible. Femme obèse.

Opération le 13 novembre 1890, par M. le Dr Lucas-Championnière. Incision verticale. Sac avec épiploon et côlon transverse. Épiploon formant sac est détaché difficilement. Six paires de catgut sur l'épiploon. Résection de 482 grammes d'épiploon. Drain. Durée de l'opération : quarante-cinq minutes.

Au bout de vingt-neuf jours, sort en bon état.

## OBSERVATION XIX

Hernie ombilicale. — Cure radicale. — Guérison. — *Observation résumée* (Th. de Bacri, Obs. XI, p. 87).

Mme N..., trente-six ans. Neuilly. Opération en juin 1889, par M. le Dr Lucas-Championnière, Hernie ombilicale de moyen volume, partiellement irréductible. Résection d'une portion considérable d'épiploon. Douze catguts par six paires sur l'épiploon. Fermeture de l'anneau par plusieurs catguts. Sutures superficielles. Drain.

On apprend, en février 1892 (2 ans et 8 mois après), que la cicatrice est très solide.

## OBSERVATION XX

Hernie ombilicale. — Cure radicale. — Guérison. — *Observation résumée* (Th. de Bacri, Obs. XII, p. 87).

Caroline G..., concierge, quarante-cinq ans. Hôpital Saint-Louis. Isolement n° 23.

Hernie ombilicale datant de quinze ans, du volume d'une tête de fœtus, sonore. A eu un accouchement. Souffre depuis trois ou quatre ans.

Opération le 28 mai 1891, par M. le Dr Lucas-Championnière. Incision verticale. Épiploon adhérent de toutes parts. Dissection très laborieuse des intestins. Épiploon réséqué : 412 grammes. Quatre catguts enchaînés sur le sac. Douze sutures perdues. Sept crins superficiels Drain. Durée de l'opération : 1 h. 20 minutes.

## OBSERVATION XXI

Hernie ombilicale. — Cure radicale. — Guérison. — *Observation résumée* (Th. de Bacri, Obs. XIII, p. 88).

Sophie B..., couturière, quarante-deux ans. Hôpital Saint-Louis. Isolement.

Quatre accouchements, le dernier il y a huit ans, *très laborieux*. Hernie ombilicale. Opération le 30 juillet 1891 par M. le Dr Lucas-Championnière. Incision verticale. Sac épais aréolaire. Épiploon très adhérent. Résection de 95 grammes d'épiploon. Six fils de catgut doubles sur l'épiploon, neuf catguts sur le pédicule du sac et les parois fibreuses. Sutures superficielles. Durée de l'opération : 1 h. 25 minutes.

Sort un mois et demi après. Revue le 9 janvier 1892 (six mois après). Cicatrice très solide, soutenant bien le choc des viscères abdominaux.

### OBSERVATION XXII

Hernie ombilicale. — Cure radicale. — Guérison (Th. de Bacri, Obs. XIV, p. 89).

S..., giletière, quarante et un ans. Hôpital Saint-Louis. Isolement n° 12.

Hernie ombilicale datant de quinze ans, *consécutive à une couche.* Douleurs de chaque côté du ventre depuis cette couche.

Opération en juillet 1891, par M. le Dr Lucas-Championnière. Incision sur l'ombilic. Résection de 32 grammes d'épiploon.

Ablation des annexes de chaque côté : ovaires énormes et trompes oblitérées. Adhérences, trois soies.

Fermeture du sac par une série de catguts, suturés par places superposées. Durée de l'opération : 1 heure.

Les deux opérations ont été faites par deux incisions différentes.

17 février suivant (six mois après), cicatrice très solide.

### OBSERVATION XXIII

Hernie ombilicale. — Cure radicale. — Guérison. — *Observation résumée* (Th. de Bacri, Obs. IV, p. 80).

B... Hôpital Tenon. Salle Richard-Wallace, n° 12.

Douleurs continuelles dans la région ombilicale, empêchant la malade de marcher et de travailler. Empâtement dans la région ombilicale.

Au milieu du tissu cellulo-graisseux, on reconnait avec peine une petite hernie ombilicale au-dessus de laquelle s'étale une masse dure qui semble se continuer avec la paroi. Il semble qu'il y ait une hernie interstitielle.

Constipation, coliques, vomissements. Ménopause.

M. le Dr Lucas-Championnière suppose une hernie interstitielle ayant glissé dans les parois de l'abdomen, probablement par plusieurs orifices, et adhérente en des points multiples. Opération le 4 septembre 1886.

Épiploon adhérent à un sac ombilical de la grosseur d'une noix. Épiploon très adhérent, fusionné avec la paroi, est péniblement détaché.

Au-dessous et dans l'abdomen, rattachée à cette petite hernie, se trouve une masse épiploïque intimement adhérente à la paroi. Cette masse forme une sorte de sac dans l'intérieur duquel des anses intestinales sont intimement adhérentes. Outre ces anses intestinales, il y en a de mobiles qui pénètrent dans le sac. Détachement de ce sac épiploïque de la paroi et de son contenu est extrêmement laborieux.

Résection de l'épiploon par fragments. Série de points profonds comprenant le péritoine. Résection du sac et d'une partie de la peau. Suture superficielle. Sort le 29 octobre. Revue six mois plus tard. États général et local excellents.

### OBSERVATION XXIV

Hernie ombilicale. — Cure radicale. — Guérison. — *Observation résumée* (Th. de Bacri, Obs. VI, p. 83).

B... Rosalie, charbonnière, trente-huit ans. Hôpital Saint-Louis. Barraques, n° 21.

Hernie ombilicale datant de dix ans. Irréductible et incoercible, douloureuse. Tumeur sus-ombilicale de moyen volume. Vomissements. Pas d'enfants.

Opération par M. le Dr Lucas-Championnière, le 24 juin 1887. Sac mince, doublé de graisse et contenant l'épiploon adhérent. Dissection du sac pour placer deux fils enchevêtrés. Hémorrhagie après la section, nécessitant l'ouverture large de la cavité abdominale. Intestin adhérant au voisinage. Hémostase, huit sutures au catgut sur le péritoine, seize sutures superficielles. Infundibulum profond, entre parties superficielles et profondes. Drainage. Durée de l'opération : 1 h. 55 minutes.

Sort dix-huit jours après l'opération. On apprend en mai qu'elle avait une tendance à la récidive et des douleurs au niveau de la cicatrice. Revue en juin 1888 (un an après), tendance peu marquée à la récidive. Revue le 27 août 1892 (cinq ans après), cicatrice aussi solide, douleurs ont disparu.

## OBSERVATION XXV

Hernie ombilicale. — Cure radicale. — Guérison. — *Observation résumée*
(Th. de Bacri, Obs. VII, p. 86).

H..., couturière, trente-sept ans. Hôpital Saint-Louis. Isolement, n° 4.

Hernie ombilicale volumineuse, datant de deux ans. Irréductible depuis deux mois. Portait un bandage.

Opération le 23 mai 1889, par M. le Dr Lucas-Championnière. Incision oblique. Sac épais. Adhérences de l'intestin grêle, de l'épiploon et du gros intestin. Réduction six catguts sur le pédicule-drain.

Sort vingt-trois jours après l'opération, avec une ceinture à plaque ombilicale. Ulcération au niveau du drain.

Revue le 23 août 1889, bon état. Revue le 22 avril 1891, petite tendance à la récidive. Tousse beaucoup.

## OBSERVATION XXVI

Hernie ombilicale. — Cure radicale. — Guérison. — *Observation résumée*
(Th. de Bacri, Obs. IX, p. 86).

Anna G..., vingt et un ans, polisseuse. Hôpital Saint-Louis. Isolement, n° 6.

Hernie sus-ombilicale datant de quatre ans, *apparue à la suite d'une grossesse*. Douleurs vives depuis trois mois.

Opération par M. le Dr Lucas-Championnière le 16 septembre 1889. Incision oblique. Sac graisseux contenant de l'épiploon, six fils en trois paires. Deux catguts entrecroisés sur l'orifice, cinq crins. Durée de l'opération : 45 minutes. Sort le vingt-deuxième jour.

## OBSERVATION XXVII

Hernie ombilicale épiploïque, adhérente, gros volume. — Cure radicale. — Guérison.
*Observation résumée* (Th. de Bacri, Obs. I, p. 76).

G..., couturière, trente-sept ans. A eu deux enfants. Santé générale bonne ; n'est pas sujette aux bronchites. Un peu d'embonpoint.

Hernie ombilicale depuis dix-huit mois, aussitôt *après son dernier accouchement*. A plusieurs reprises, très vives douleurs au niveau de la hernie. Crises nerveuses.

Augmentation de volume de la tumeur, malgré port continuel d'un bandage depuis six mois Entre à l'hôpital Saint-Louis. Isolement, n° 21.

*Opération*. — Le 14 avril 1892, par M. le Dr Lucas-Championnière. A ce moment, la tumeur, grosse comme une orange, est légèrement tendue et de consistance mollasse, donnant la sensation d'un contenu surtout épiploïque. Peau saine.

Ouverture du sac sur un point adhérent dont la dissection est assez laborieuse. Pas d'intestin dans le sac.

Ligature de l'épiploon avec dix fils de catgut doubles, 423 grammes d'épiploon réséqués. Réduction du pédicule épiploïque à travers anneau ombilical qui présente des dimensions presque normales. Libération du sac assez facile.

Sutures nombreuses au catgut sur plan aponévrotique profond, huit points superficiels au crin de Florence. Drainage.

Sortie à la fin du mois de mai avec une bonne cicatrice, pas d'impulsion à la toux.

## OBSERVATION XXVIII

Entéro-épiplocèle ombilicale ancienne, adhérente, irréductible. très volumineuse.
*Observation résumée* (Th. de Bacri, Obs. II, p. 78).

Aug. C..., concierge, quarante-huit ans. Hôpital Saint-Louis. Isolement, n° 7.

Hernie ombilicale grosse comme une tête d'adulte, a débuté il y a dix-huit ans, à la *suite d'un accouchement*. Pendant dix-sept ans, réductible par pression de la main. Depuis trois mois, irréductible.

Vives douleurs au niveau de la hernie. Alimentation difficile. Marche pénible.

Peau saine, mais amincie.

*Opération*. — Le 16 juin 1892, par M. le Dr Lucas-Championnière.

Grande incision verticale, premier sac contient de l'intestin grêle et de l'épiploon, dont on résèque 272 grammes, avec huit fils de catgut doubles sur le pédicule. Deuxième sac contenant seulement de l'intestin grêle.

Intestin, assez adhérent au sac, n'est libéré qu'avec beaucoup de difficultés. Sac ligaturé avec six fils de catgut doubles, pédiculé, le pédicule est réintégré dans la cavité abdominale. Résection d'un lambeau cutané, fermeture de la paroi avec suture à trois étages.

Cinq catguts sur premier plan.

Sept catguts sur deuxième plan.

Sept crins de Florence superficiels. Drainage.

Durée de l'opération : 1 h. 50 minutes. Suites simples.

Quitte l'hôpital le 16 juillet, avec bonne cicatrice. Ceinture abdominale.

## OBSERVATION XXIX

Hernie ombilicale ancienne, réductible. — Entéro-épiplocèle. — Cure radicale. — Guérison.
*Observation résumée* (Th. de Bacri, Obs. III, p. 79).

Louise B..., journalière. Hôpital Saint-Louis. Isolement, n° 4.

Hernie ombilicale apparue il y a *dix ans, à la suite d'une couche*. Toujours réductible. Malgré port continuel d'un bandage, tumeur ombilicale de la grosseur de deux poings d'adulte. Tumeur sonore à la percussion, allongée verticalement, remontant à trois travers de doigt aus dessus de l'ombilic.

État général excellent. Pas de douleurs. Pas de troubles digestifs.

*Opération*. — Le 14 février 1892, par M. le Dr Lucas-Championnière. Incision verticale. Dans le sac, l'épiploon recouvre une anse intestinale qu'on peut rentrer dans l'abdomen sans débridement et sans difficulté.

Libération de l'épiploon et résection de 247 grammes après ligature.

Résection d'un lambeau cutané.

Quatre catguts doubles sur le sac, dix catguts sur la paroi, quinze crins superficiels. Drain.

Durée de l'opération : 1 h. 34 minutes.

Sort au bout de vingt et un jours. Revue un mois et demi après sa sortie. Cicatrice très solide. Ceinture abdominale.

### OBSERVATION XXX

Hernie ombilicale. — Cure radicale. — Guérison. — *Observation résumée* (Th. de Barrier, Obs. X, p. 61).

Mme A..., envoyée par le Dr Lataste, cinquante ans.

Hernie ombilicale datant de trois ans. Pas d'enfants. Troubles digestifs et douloureux, graves depuis peu. Vomissements. Adhérences épiploïques très étendues.

Opération le 20 janvier 1887, par M. le Dr Lucas-Championnière.

Excision d'une portion considérable d'épiploon. Dix sutures péritonéales en catgut. Drainage.

L'opération a duré deux heures. Résultat immédiat parfait. L'état général à l'entrée était détestable. A la sortie, il est excellent.

Aucune tendance à la récidive, qui n'existe pas encore au commencement de 1888.

### OBSERVATION XXXI

Hernie ombilicale. — Cure radicale. — Guérison. — *Observation résumée* (Th. Barrier, Obs. XI, p. 62).

B. M. R..., trente-huit ans, envoyée par le Dr Breton.

Hernie ombilicale datant de dix ans. Pas d'enfants.

Jamais de réduction. Irréductible et incoercible. Douloureuse. Vomissements.

Opération le 30 juin 1887, par M. le Dr Lucas-Championnière. Sac mince, doublé de graisse et contenant épiploon adhérent.

Dissection du sac pour placer deux fils enchevêtrés sur le collet. Hémorrhagie après la section, nécessitant l'ouverture large de la cavité abdominale. Intestin adhérent au voisinage.

Hémostase, huit sutures au catgut sur le péritoine, seize sutures superficielles. Il y a un infundibulum profond entre les parties superficielles et profondes.

L'opération dure une heure et demie.

Guérison sans accident. Sort beaucoup trop tôt, avec ceinture à pelote, dix-huit jours seulement après l'opération. On apprend, en mai 1888, qu'elle avait une tendance à la récidive et des douleurs au niveau de la cicatrice.

### OBSERVATION XXXII

Hernie ombilicale. — Cure radicale. — Guérison. — *Observation résumée* (Th. de Bacri, 1892, Obs. V, p. 82).

M..., Ambroisine, domestique, cinquante ans. Entre à l'hôpital Tenon, salle Richard Wallace nº 10, le 19 janvier 1887.

Hernie ombilicale datant de trois ans. N'a jamais eu d'enfants. Très obèse. État général, détestable. Troubles digestifs très douloureux. Vomissements fréquents. Abattement. État très grave depuis quelque temps.

Opération le 20 janvier 1887, par M. le Dr Lucas-Championnière.

Excision d'une portion considérable de l'épiploon et du sac. Adhérences épiploïques très étendues. Dix sutures péritonéales au catgut.

Drainage d'un énorme infundibulum.

Durée de l'opération : 2 heures.

La malade quitte l'hôpital le 15 mars 1887, vingt-cinq jours après l'opération. Elle porte une ceinture à pelote. La guérison a été contrariée par une petite escarre à la fesse. Les troubles gastro-intestinaux ont complètement disparu. L'état général est excellent. La solidité de la paroi est parfaite. La malade est revue plusieurs mois après.

Aucune tendance à la récidive.

## OBSERVATION XXXIII

Épiplocèle ombilicale. — Cure radicale. — Guérison. — *Observation résumée* (Th. de Barrier, Obs. V, p. 56).

Veuve C..., cuisinière, quarante-neuf ans. Salle Chassaignac, n° 2, à Laënnec.

A subi à Laënnec, au mois d'août dernier, l'amputation du sein gauche et le curage de l'aisselle pour un cancer kystique.

En 1878, la malade a eu une fièvre typhoïde, à la suite de laquelle elle s'aperçut de l'existence d'une hernie ombilicale.

Cette hernie en brioche se compose d'une masse d'épiploon, irréductible, grosse comme le poing. La cicatrice ombilicale est distendue par la tumeur et la peau menace de s'ulcérer en plusieurs points; la hernie est très douloureuse au toucher. La malade en souffre souvent, et, vu l'irréductibilité et l'état de la peau, il n'y a pas à songer à faire porter un bandage.

22 septembre. — On pratique la cure radicale. Ouverture du sac, qui est cloisonné, à plusieurs loges emprisonnant des lobules d'épiploon. Libération des adhérences; ligature en chaîne à la base du pédicule épiploïque avec quatre fils de catgut; réduction du pédicule après constatation d'hémostase. Réduction du pédicule du sac lié à sa base par un nœud de Lawson Tait, au catgut, et réséqué. Sutures en masse, au crin de Florence. Drain. Pansement iodoformé.

24 septembre. — Ablation du drain. État parfait. Calomel, 0,60.

27 septembre. — Ablation des crins. État excellent.

4 octobre. — Cicatrisation totale ; suppression du pansement.

## OBSERVATION XXXIV

Hernie ombilicale. — Cure radicale. — Guérison. — *Observation résumée* (Th. de Barrier, Obs. XII, p. 63 ; Th. de Bacri, Obs. VII, p. 84).

B. A..., cinquante et un ans, envoyée par le Dr Breton.

Hernie ombilicale datant de treize ans, survenue sept ans après son dernier accouchement. Hernie énorme, ne rentre jamais. Douleurs constantes. La tumeur a 78 centimètres de tour à la base, 31 centimètres de hauteur. Le tour de taille à ce niveau est de 1m,47. Cette femme, très petite et emphysémateuse, pèse 210 livres.

Elle devient impotente et est sur le point de renoncer à son métier de vendeuse au panier.

Opération le 15 juillet 1887, par M. le Dr Lucas-Championnière. Masse énorme de viscères. Ablation de 575 grammes d'épiploon, sur lequel on place quarante-deux fils en vingt et une paires. Dissection laborieuse du sac. Résection du sac avec la peau voisine (258 grammes). Huit sutures perdues, trois sutures surajoutées par-dessus. Suture de la plaie superficielle en deux plans, vingt-trois fils. Le sac contenait le côlon transverse, environ 1 mètre d'intestin grêle, la moitié de l'estomac et les 575 grammes d'épiploon réséqué. L'opération a duré deux heures et demie. Très bonne guérison. Ceinture avec une large pelote pour soutenir les cicatrices. Sort trente-neuf jours après l'opération. Revue en mai 1888, dix mois après l'opération. Résultat conservé ; la malade n'a pas interrompu son métier de vendeuse au panier. La cicatrice est un peu amincie à sa partie supérieure, mais elle soutient bien le choc des viscères.

## OBSERVATION XXXV

Hernie ombilicale. — Cure radicale. — Guérison. — *Observation résumée* (Th. de Barrier, Obs. IX. p. 61).

B..., femme D..., quarante-cinq ans.

Hernie ombilicale, irréductible, avec hernie intra-abdominale.

Opération le 4 septembre 1886, par M. le Dr Lucas-Championnière. Extirpation d'une masse épiploïque intra-abdominale, constituant un sac herniaire, ligatures épiploïques, double plan de sutures. Opération très longue.

Cette femme a été revue plus de six mois après son opération. Pas de tendance à la récidive.

Restée indemne des accidents nombreux précédant l'opération et qui avaient profondément altéré sa santé générale.

## OBSERVATION XXXVI

Hernie ombilicale. — Cure radicale. — Guérison. — *Observation résumée* (Th. de Barrier, Obs. III, p. 54).

Eugénie B..., repasseuse, trente-sept ans. Salle Chassaignac, n° 4, à Laënnec.

Malade venue au monde à sept mois.

A toujours eu le nombril assez gros et douloureux, mais n'a jamais porté de bandages.

Il y a quatre ans, après avoir porté de lourds fardeaux, elle s'aperçut que la tumeur ombilicale grossissait. Peu à peu, elle acquit le volume d'un œuf.

Avril 1888. — La peau a commencé à rougir et à s'excorier. Les douleurs augmentent et amènent la malade à la consultation du Bureau central.

On constate une épiplocèle en brioche, incomplètement réductible. On propose l'opération qui est acceptée. La malade entre à Laënnec le 24 mai 1888.

Le 1er juin, la malade est endormie. On fait une incision qui ouvre du même coup le sac et la peau, confondus ensemble, et l'on tombe sur l'épiploon adhérent; les adhérences rompues, avec le doigt, on amène au dehors une partie de l'épiploon non hernié et l'on jette sur le pédicule une ligature au catgut; cette première ligature ayant une tendance à se relâcher, on en fait une deuxième, puis on résèque l'épiploon. On tombe alors sur l'anneau ombilical, qui est avivé, puis on fait un seul plan de suture au crin de Florence, comprenant toute l'épaisseur de la paroi. Dans la plaie, on dispose un fil de catgut pour faire le drainage. Pansement iodoformé.

5 juin. — Malade va bien. Purgation.

9 juin. — On enlève les crins, réunion complète de la plaie, sauf en un point où il y a entropion de la cicatrice, mais pas de pus.

12 juin. — Purgation.

15 juin. — Elle se lève, marche dans la salle, et sort guérie le 27 juin.

## OBSERVATION XXXVII

Épiplocèle ombilicale. — Cure radicale. — Guérison. — *Observation résumée* (Th. de Barrier, Obs. IV, p. 55).

Joséphine C..., cuisinière, quarante-trois ans. Salle Chassaignac, n° 15, à Laënnec.

Pas d'antécédents héréditaires. La malade a *une sœur atteinte de hernie ombilicale.*

La malade s'est toujours bien portée, elle a eu quatre enfants *pesant soi-disant 14 livres*, à la naissance; les couches ont été normales.

Depuis un an, elle éprouve quelques douleurs au niveau de l'ombilic. Il y a trois mois, après un effort, elle sentit une douleur plus vive et constata une petite tumeur au nombril.

Depuis, elle éprouve par moments des douleurs légères, mais qui finissent par l'inquiéter. Elle entre à Laënnec le 8 juillet 1888.

Au niveau de l'ombilic, on sent une petite tumeur de la grosseur d'une châtaigne, molle, se réduisant facilement quand la malade est couchée, peu ou point douloureuse, mais qui offre de petites écorchures à sa face inférieure. Réduction facile avec le doigt; après la réduction, on pénètre dans l'anneau ombilical, qui est large et permet l'introduction de deux doigts; ses bords sont nettement tranchants. En bas, on sent rouler un petit bourrelet adhérent au bord inférieur, sans doute une adhérence épiploïque. L'opération est acceptée.

16 juillet. — Anesthésie et incision sur la tumeur. Une fois le sac ouvert, on constate qu'il englobe déjà dans des loges particulières des lobules de l'épiploon. Les adhérences sont rompues, l'épiploon lié au catgut et réséqué. Le sac est disséqué et séparé des parties voisines, puis lié à son collet par un fil de catgut et réséqué. Enfin, on pratique la suture en masse des parois avec trois crins de Florence. Drain. Pansement iodoformé.

18 juillet. — Suppression du drain. État satisfaisant.

21 juillet. — Ablation des crins.

31 juillet. — Malade complètement guérie.

## OBSERVATION XXXVIII

Hernie ombilicale non étranglée. — Cure radicale. — Guérison. — *Observation résumée* (Th. de Barrier, Obs. I, p. 51).

Adèle B..., lingère, quarante-cinq ans. Salle Chassaignac, n° 8, à Laënnec.

Pas d'antécédents héréditaires. Père mort à quatre-vingt-un ans, mère à soixante-dix ans, une sœur morte phthisique.

Pas de maladies dans son enfance.

A vingt-trois ans, *accouchement laborieux*, enfant mort-né.

A vingt-huit ans, variole.

A vingt-neuf ans, elle fit à Lariboisière un deuxième accouchement pour lequel on du employer le chloroforme; l'enfant vint mort. A la suite de cet accouchement, on constata une hernie ombilicale.

Trois mois après, elle eut des accidents fébriles, pour lesquels elle fut soignée par M. Millard.

Elle resta deux ans sans travailler. Depuis, elle a toujours eu des règles douloureuses; en 1885, elle eut des hémorrhagies en dehors de ses époques. Elle fut soignée à différentes reprises pour un fibrome.

En février 1886, elle entre à Laënnec, chez M. Ferrand, toujours pour ses métrorrhagies. M. Nicaise la voit et propose une opération, qui est refusée.

Elle entre à l'hôpital le 7 avril, se plaignant beaucoup de douleurs causées par sa hernie; elle ne veut se laisser opérer de sa hernie par M. Routier, suppléant de M. Nicaise, qu'à la condition qu'il la débarrassera de ses fibrômes. Sur son refus, elle s'en va et entre à Beaujon, où M. Schwartz refuse également de l'opérer.

2 décembre. — Elle rentre à Laënnec, disant que ses douleurs sont trop vives et qu'elle consent à l'opération.

La cure radicale est pratiquée le 8 décembre par M. Routier, assisté de M. Schwartz. On incise la peau et on ouvre le sac; on trouve une épiplocèle adhérente au collet. L'épiploon est lié au catgut et réséqué, mais le pédicule est adhérent à l'anneau ombilical dans l'intérieur de l'abdomen. M. Routier voulait faire la laparotomie, mais M. Schwartz l'en dissuade. Le sa est lié et réséqué, puis on place sur l'anneau ombilical quatre points de suture et des points de suture superficiels sur la peau. Pansement de Lister, ouate, bande de flanelle.

13 décembre. — La malade va très bien. On enlève les fils superficiels et les deux fils profonds des extrémités.

20 décembre. — Suppression des derniers fils profonds. Cicatrisation parfaite.

23 décembre. — La malade s'est levée et a senti des démangeaisons à l'ombilic. Le pansement est taché de pus, il semble que la suppuration ait envahi l'ancien sac herniaire.

24 décembre. — Suppuration tarie. On touche le foyer avec l'eau phéniquée forte. Mèche de gaze phéniquée.

9 janvier 1887. — La malade sort guérie, avec une ceinture à large pelote.

Revue le 4 avril. — Un fil à ligature est retiré par la cicatrice. Pas de récidive.

## OBSERVATION XXXIX

Petite hernie ombilicale ancienne. — Rétrécissement de l'intestin. — Hernie. — Laparotomie. Mort. — *Observation résumée* (*La Clinique*, Bruxelles, 1891, n° 48, p. 759-760).

B..., ménagère, quarante-neuf ans. A eu dix enfants.

Pointe de hernie à la région ombilicale depuis plusieurs années.

Depuis quelques jours, nausées, selles supprimées, puis vomissements. Lavements et purgatifs sans effet. Hernie de la grosseur d'un œuf de poule, irréductible et douloureuse au toucher.

Opération le 24 octobre 1891, par le Dr L. Gillion, assisté des Drs Lebon, Rottenburg, Fromont, Arnoldy.

Sur la ligne médiane, et à deux travers de doigt sous l'ombilic, incision de 5 à 6 centimètres, comprenant toute la paroi abdominale, jusque sur le péritoine, qui est incisé en haut et en bas au moyen des ciseaux. Pénétrant alors avec la main droite dans le ventre, je constatai que l'intestin, au niveau de l'ombilic, était attaché, tant à la paroi abdominale qu'à une masse épiploïque par de nombreuses adhérences fibreuses que je parvins à détacher non sans peine. L'intestin était, à cet endroit, coudé sur une bride; je le libérai et le fis sortir par l'incision hors la cavité abdominale; sur une longueur de 10 centimètres environ, il présentait un rétrécissement assez considérable en même temps qu'une induration très forte.

Je pénétrai de nouveau avec la main dans le ventre; je sentis très bien l'épiploon s'insinuer de nouveau dans la cicatrice ombilicale, mais il me fut absolument impossible de l'en détacher; là eût pu sans doute s'arrêter l'opération; les symptômes alarmants se seraient dissipés près la levée de l'obstacle dû au resserrement de l'intestin par ses nombreuses adhérences, que la laparotomie nous avait permis de détacher. Mais je jugeai utile de réséquer, en outre largement la tumeur épiploïque, ce que je fis avec la plus grande facilité, comme s'il se fût agi d'un lipôme.

Pansement levé le dixième jour, comme dans toutes mes laparotomies; réunion « per primam » sur toute la ligne. Je considérai la malade comme radicalement guérie.

Mort le 22 novembre par rétrécissement de l'intestin.

## OBSERVATION XL

Hernie ombilicale. — Cure radicale. — Guérison. — *Observation résumée* (*The Lancet*, 8 janvier 1887).

X..., trente-cinq ans, obèse. A eu deux enfants.

Hernie ombilicale datant de cinq ans. Depuis dix mois, plusieurs troubles fonctionnels dû à la hernie. Le 1er décembre 1885, vomissements répétés et douleurs abdominales, à la suite lesquels augmentation de volume de la hernie. Tumeur bilobée, volumineuse.

Opération le 3 décembre 1886, par Sydney Jones. Incision médiane, met à nu tout l'intérieur du sac. Grosse quantité d'épiploon très graisseux, adhérente depuis longtemps au sac, à laquelle s'est jointe une autre portion d'épiploon congestionné. Pas d'intestin. Résection de la première portion d'épiploon. Dissection, ligature et résection du sac. Ligature des piliers de l'anneau ombilical avec trois fils de catgut séparés.

Résection de peau exubérante. Suture à la soie et au catgut. Drainage (ligature du sac prévient l'introduction de produits inflammatoires dans le péritoine).

## OBSERVATION XLI

Hernie ombilicale bilobée. — Cure radicale. — Guérison. — *Observation résumée* (*Medic. Rec. New-York*, 1891, p. 239).

M..., trente-huit ans. Poids, 200 livres. Anxiété, nausées, coliques ombilicales.

Tumeur du volume d'une orange, datant de six ans, augmente par moments en déterminant des douleurs passagères, partiellement réductible par décubitus dorsal.

Opération le 6 mai 1891.

Incision médiane et longitudinale sur la tumeur; après incision de la peau, écoulement d'une petite quantité de liquide aqueux. Masse épiploïque volumineuse, adhérente au tissu cellulaire par quelques brides fibro-vasculaires ; une partie de cette masse était noirâtre et presque ligneuse. Adhérences rompues avec le doigt.

Orifice ombilical large et circulaire, épiploon hernié ne peut être réduit en raison de son adhérence à la face antérieure et aux bords d'une bandelette fibreuse longitudinale, laquelle donnait à la hernie sa forme bilobée. Division de l'épiploon sur la ligne médiane et la séparation d'avec la bandelette adhérente. Ligature et excision des deux portions de l'épiploon. Suture des bords de l'anneau ombilical avec deux fils de soie.

Plaie sus-aponévrotique fermée avec sept sutures profondes et cinq superficielles faites à la soie.

Réunion par première intention.

## OBSERVATION XLII

Hernie ombilicale. — Cure radicale. — Guérison. — *Observation résumée* (*The Lancet*, 2 août 1884).

Marguerite C..., quatorze ans. Hydrocéphalie. Rachitisme.

Hernie ombilicale depuis dix ans, couverte d'ulcérations sécrétant du pus, et partiellement réductible.

Opération le 20 mars 1884, par Mitchell Roofcroft : deux incisions semi-elliptiques sur la tumeur, se rejoignant en haut et en bas, et circonscrivant les ulcérations. Ouverture du sac. Excision de la peau comprise entre les incisions avec la face antérieure du sac adhérente. Épiploon irréductible, libéré et réduit.

Transfixion d'un des côtés de l'anneau ombilical par un fil de cuivre, à 1 centimètre du bord de l'anneau, ce fil traverse ensuite les deux parois opposées du collet du sac, puis de dedans en dehors le bord de l'anneau de l'autre côté. Quatre sutures métalliques ainsi posées et nouées ; extrémités ramenées dans l'axe de la plaie. Drain. Sutures superficielles au catgut. Le 13 avril, ablation des sutures profondes.

20 mai. — Cicatrisation complète.

## OBSERVATION XLIII

Hernie ombilicale. — Cure radicale. — Guérison. — *Observation résumée* (*The Lancet*, 30 août 1884).

X..., vingt ans. Accouchement récent. Hernie ombilicale depuis six ans. Tumeur du volume du poing.

*Opération*. — Le 14 juillet 1884, par Lédiard. Épiploon adhérent au sac est libéré, lié et réséqué. Pédicule réuni aux bords de l'anneau avec du catgut. Dissection et extirpation du sac. Excision de la peau en excès. Sutures superficielles. Drain. Quinze jours après, cicatrisation.

## OBSERVATION XLIV

Hernie ombilicale. — Cure radicale. — Guérison. — *Observation résumée* (*Med. Times*, 19 juillet 1884).

X..., trente-cinq ans.

Au-dessus de l'ombilic, deux tumeurs volumineuses assez semblables ayant un collet commun, mais le sac était partagé en deux lobes par une bride fibreuse. Toutes les deux contenaient de l'intestin, celle de gauche contenait aussi de l'épiploon. La tumeur gauche était recouverte par une peau ulcérée et transformée en tissu cicatriciel.

Opération par Mitchell Banks.

Incision sur la tumeur gauche. Sac si adhérent à la peau que son isolement est impossible. Côlon transverse péniblement libéré puisqu'on lui fit une perforation admettant l'extrémité du petit doigt. Suture de la perforation au catgut. Dissection de l'épiploon, ligature par tronçons et résection. Tumeur droite contient intestin grêle adhérent au sac, mais assez facilement libérable. Incision du collet et suture. Excision d'un vaste lambeau cutané. Durée de l'opération : 2 heures.

Deux ou trois mois après l'opération, état satisfaisant. Ceinture abdominale.

## OBSERVATION XLV

Hernie ombilicale volumineuse. — Suture de l'anneau dédoublé. — Guérison. *Observation résumée* (Zænger, *Centralbl. f. Gynäk.*, 1890).

Femme quarante-huit ans. Trois enfants.

Hernie ombilicale énorme datant de quinze ans.

Opération par Zænger, le 13 septembre 1888. Dédoublement de l'anneau fibreux et suture à la soie (quatre fils de soie d'un gros calibre).

Mort treize mois après, de pneumonie. Aucune tendance à la récidive.

## OBSERVATION XLVI

Vaste hernie ombilicale. — Dédoublement et suture de l'anneau. — Guérison. *Observation résumée* (Zænger, *Centralbl. f. Gynäk.*, 1890).

Femme quarante-quatre ans. Cinq enfants; le dernier accouchement remonte à sept ans. Hernie ombilicale depuis quatorze ans.

26 septembre 1889. Opération laborieuse. Dédoublement de l'anneau, qui est fermé par six forts points de suture.

Deux plans de suture pour la paroi.
Revue en mai 1890, huit mois après. Pas de récidive.

## OBSERVATION XLVII

Hernie ombilicale. — Dédoublement et suture de l'anneau. — Guérison.
*Observation résumée* (Zænger, *Centralbl. f. Gynäk.*, 1890).

Femme trente-trois ans. Deux accouchements.
4 juin 1890. Dédoublement de l'anneau. Suture par six fils points. Réunion parfaite. Solidité de la cicatrice.

# HERNIES OMBILICALES ÉTRANGLÉES

### OBSERVATION XLVIII

Hernie ombilicale étranglée. — Cure radicale. — Guérison. — *Observation personnelle.*

P... Hélène, soixante et un ans, entre d'urgence, le 3 janvier 1892, à l'hôpital Necker, salle Lenoir, pour une hernie ombilicale étranglée depuis deux jours et demi (vomissements, suppression complète des garde-robes, des gaz et un ballonnement du ventre).

Cette femme a eu plusieurs enfants et la hernie est apparue quelques mois après la dernière grossesse. Femme très grosse, à ventre retombant sur les cuisses. Elle est emphysémateuse.

Entrée le 3 janvier, à trois heures du soir, nous l'opérons à cinq heures, en présence de M. le Dr Lyot, qui veut bien nous aider. Incision médiane de la peau, qui est très mince. Ouverture du sac, dans lequel très peu de liquide, mais adhérences solides de l'intestin et de l'épiploon aux parois du sac et au collet de la hernie. Débridement en haut et en bas. Suture du sac jusqu'à la face profonde ou abdominale de l'anneau. Résection de la plus grande quantité d'épiploon possible. Suture de l'orifice à l'aide de fils de catgut disposés en croix. Sutures musculaires et sutures cutanées. Pas de drain.

Réunion par première intention.

La malade quitte l'hôpital un mois après l'opération, avec une ceinture ombilicale. Revue il y a quelque temps, la cicatrice est très solide et soutient bien le choc des viscères.

### OBSERVATION XLIX

Hernie ombilicale étranglée. — Cure radicale. — Cancer de l'épiploon et de l'estomac. — Mort, *Observation personnelle.*

Bén... M... entre le 31 décembre 1891 à l'hôpital Saint-Louis. Isolement n° 24.

Plusieurs enfants. Hernie ombilicale du volume d'une grosse noix, étendue, douloureuse, très dure, presque ligneuse, absolument irréductible.

Opération le 1er novembre 1891. En présence de ces accidents d'étranglement, nous pratiquons l'opération avec l'aide de notre collègue, M. Damourette. Aussitôt l'incision du sac nous trouvons un épiploon transformé en un noyau cancéreux excessivement dur et adhérent de toutes parts. Nous fendons l'ombilic en haut et en bas, pratiquant ainsi une laparotomie médiane. Des noyaux cancéreux multiples sont disséminés dans le tablier épiploïque, que nous réséquons complètement, mais nous voyons l'estomac complètement dégénéré au niveau du pylore et de la face antéro-interne ; nous refermons l'abdomen en pratiquant la suture des bord de l'orifice fibreux-avivés.

Premier plan de suture péritonéal.

Deuxième plan de suture fibro-musculaire.

Troisième plan de suture cutané. Deux crins de Florence profonds intéressant toute l'épaisseur des parois abdominales, y compris le péritoine.

Mort le 4 novembre 1891 au soir, après avoir présenté pendant ces quatre jours des accidents tels qu'hématémèse et melœna.

*Réflexions.* — Le point intéressant de cette observation est la présence d'une tumeur maligne dans la hernie ombilicale, d'une part; d'autre part, les accidents de vomissements bilieux coïncidant avec de tels symptômes locaux qu'ils ont pu faire croire à un étranglement herniaire.

OBSERVATION L

Grosse hernie étranglée sous-ombilicale, d'origine traumatique. — Laparotomie. Cure radicale. — Guérison. — *Observation résumée.*
(Mauny, de Saintes, sixième Congrès français de Chirurgie, 1892).

Le 10 juin 1891, femme de soixante-sept ans, atteinte d'accidents d'étranglement intestinal, datant de quarante-huit heures. Cette malade portait une volumineuse hernie de toute la région sous-ombilicale. La paroi était effondrée. Laparotomie faite immédiatement.

Masse épiploïque du poids de 600 grammes adhérant à l'intestin en plusieurs points, avec brides multiples divisant la séreuse en plusieurs loges. Destruction des brides et résection de tout l'épiploon. Dans le cours de l'opération, déchirure de l'intestin, qui présentait plusieurs plaques de sphacèle. Entérorrhaphie latérale sur plusieurs points.

Avivement et sutures multiples à la soie du plan fibro-musculaire de la paroi abdominale. Suites opératoires très bonnes. Guérison complète et persistante de la cicatrice solide de la paroi, malgré les complications résultant, d'une part, du gros volume de la hernie, et, d'autre part, du mauvais état de l'intestin, qui présentait une déchirure.

*Réflexions.* — M. le Dr Mauny termine en concluant que les manœuvres de taxis doivent être complètement laissées de côté pour les hernies étranglées de la région ombilicale. Les tentatives de réduction peuvent, en effet, faire rentrer dans le ventre un intestin déjà sphacélé ou, dans tous les cas, serré par des brides épiploïques. Il faut pratiquer de suite la laparotomie et fermer la paroi par de nombreuses sutures profondes à la soie, de manière à obtenir une cicatrice solide et durable.

OBSERVATION LI

Hernie ombilicale étranglée. — Kélotomie suivie de cure radicale. — Asphyxie et mort. *Observation résumée* (Th. de Barrier, Obs. VIII, p. 58).

T..., plumassière, cinquante-deux ans. Salle Chassaignac, n° 10, à Laënnec.

Femme obèse, plus vieille que son âge, portant une hernie ombilicale en brioche, depuis dix-huit ans, qui n'a jamais été contenue par un bandage.

21 août 1888, à six heures du matin, la malade éprouve de vives douleurs dans sa hernie et commence à vomir; elle ne rend plus de gaz par l'anus.

Le Dr Riocreux, appelé, essaie le taxis, qui échoue; il propose l'opération, qui est refusée. Il ordonne alors un purgatif qui est vomi, puis des lavements et envoie la malade à Laënnec.

A son entrée, à huit heures du soir, le 22 août, cette femme a des vomissements fécaloïdes. On fait appeler M. Routier, qui pratique la kélotomie d'urgence; la malade a déjà les extrémités froides. M. Routier recommande une grande attention à l'interne chargé de l'anesthésie et commence l'opération.

Celle-ci marche bien, est très rapide. On tombe sur un double sac renfermant de l'épiploon, dont on résèque 395 grammes; dans cet épiploon était une anse intestinale noire, mais non perforée, qui est réduite sans difficulté.

Le sac est lié et réséqué. Sutures en masse au crin de Florence. Pansement iodoformé.

La malade se réveille, on allait la mettre sur le brancard pour la rapporter dans son lit lorsque tout à coup elle est prise de vomissements très abondants, se cyanose et cesse de respirer. Respiration artificielle en vain. Mort.

## OBSERVATIONS LII, LIII ET LIV

M. le Dr Gangolphe a rapporté trois observations (Voir Th. de Casteret, p. 24) de hernie ombilicale étranglée, suivies de la suture de l'anneau.

Obs. I. — Femme de cinquante ans, sutures profondes au catgut, comprenant le péritoine et les bords fibreux. Sutures cutanées en fils métalliques. Guérison. Revue six mois après. Pas de récidive.

Obs. II. — Femme obèse. Première opération non radicale. Deuxième opération avec suture des bords de l'orifice (surjet au catgut). Sutures métalliques profondes et superficielles. Revue deux ans après. Pas de récidive.

Obs. III. — Homme cinquante ans, cirrhose du foie avec ascite, d'où petite hernie ombilicale. Surjet au catgut de l'orifice fibreux. Sutures superficielles métalliques. Revu deux mois après. Pas de tendance à la récidive.

## OBSERVATION LV

Hernie ombilicale étranglée. — Kélotomie suivie de cure radicale. — Guérison.
*Observation résumée* (Th. de Barrier, Obs. VI, p. 58).

M..., quarante-deux ans. Entrée à l'Hôtel-Dieu le 21 octobre 1886.

Hernie ombilicale grosse comme les deux poings, datant de dix ans, n'ayant jamais été contenue par un bandage. Cette hernie *date d'une grossesse* et, à deux ou trois reprises, a déjà donné lieu à des accidents.

Depuis deux jours, douleurs dans la hernie, vomissements, suppression des selles et des gaz par l'anus. Un médecin, appelé en ville, a essayé le taxis assez violemment pour provoquer des phlyctènes sur la peau de la partie supérieure de la tumeur. Matité à la percussion.

Appelé à huit heures du soir, M. Routier pratique la kélotomie : ouverture du sac, dans lequel il trouve de l'épiploon ecchymosé, adhérent partout, qu'il décolle avec soin des parois du sac. Le pédicule, une fois mis en liberté, est abordé par le côté gauche et divisé jusqu'à ce que l'on arrive sur une anse intestinale ayant déjà la couleur noire, avec un diverticule noir aussi. Le collet de la hernie est des plus étroits, et M. Routier fait au moins quatre débridements pour arriver à réduire l'intestin. L'épiploon est ensuite lié par une chaîne de catgut et réséqué; le sac, décollé des parties molles voisines, est lié par un catgut à sa base; suture de l'anneau et des parties molles. Pansement iodoformé.

La malade sort guérie le 14 novembre. Une petite incision linéaire remplace l'ombilic.

## OBSERVATION LVI

Hernie ombilicale étranglée. — Kélotomie suivie de cure radicale. — Guérison. *Observation résumée* (Th. de Barrier, Obs. VII, p. 59).

Léontine L..., blanchisseuse, quarante-quatre ans. Salle Huguier, n° 18, à Beaujon.

Depuis onze ans, cette femme a une hernie ombilicale; il y a deux ans, cette hernie augmenta de volume et devint douloureuse; une sage-femme appelée appliqua des cataplasmes, et tout rentra dans l'ordre.

2 mai 1887. — La hernie a grossi de nouveau et est devenue très douloureuse ; le médecin de la malade l'envoya à Beaujon. On trouve une grosse tumeur à l'ombilic, allongée de haut en bas, rénitente, mate à la percussion, très douloureuse, avec accès qui provoquent des cris; la cicatrice ombilicale est toute déprimée, rouge et comme enflammée; la hernie elle-même a l'aspect phlegmoneux ; elle est située surtout à gauche de l'ombilic, par lequel elle sort. Pas de selles, pas de gaz par l'anus. Vomissements fécaloïdes. M. Routier est appelé le 4 mai, à six heures du soir, et pratique la kélotomie d'emblée.

Incision de six travers de doigt à gauche de la ligne médiane, ouverture du sac. L'épiploon est très graisseux et chaque lobe en est cloisonné par des brides du sac ; il cache deux anses d'intestin grêle, qui sont noires. L'étranglement est très serré. On fait deux débridements en haut et à gauche pour réduire l'intestin. L'épiploon est libéré de ses adhérences au sac et au pourtour de l'anneau, lié par quatre fils de catgut en chaîne et réséqué ; la partie réséquée pèse 400 grammes; puis le pédicule est réduit. Le sac est séparé des parties voisines, puis lié par deux catguts et réséqué.

Au moyen de l'aiguille tubulée, on place deux fils d'argent pour fermer l'orifice abdominale. On résèque un peu de peau flottante et l'on suture le reste au crin de Florence. Drain. Gaze iodoformée. Pansement de Lister.

23 mai. — État parfait. Un peu de suppuration. On laisse le drain.

17 juin. — Malade sort guérie.

## OBSERVATION LVII

Hernie ombilicale de moyenne grosseur, étranglée depuis quatre jours. — Ouverture du sac et débridements multiples. — Réduction de l'anse intestinale déjà noirâtre. — Sutures profondes et superficielles avec des fils d'argent. — Pansement phéniqué. — Guérison par M. Chipault (d'Orléans). — *Observation résumée* (*Bull. de la Soc. de Chir.*, séance du 2 février 1881, p. 134).

Femme Bordier, quarante-cinq ans. Hôtel-Dieu d'Orléans, salle Froberville, le 5 février 1880.

Embonpoint marqué. A eu quatre enfants, le dernier il y a huit ans; *après ce dernier accouchement*, petite saillie à l'ombilic, facilement réductible. Pas de bandage.

A son entrée à l'hôpital, hernie ombilicale du volume d'une pomme, étranglée depuis quatre jours. Taxis infructueux.

Kélotomie. Incision de 8 centimètres, petite quantité de sérosité dans le sac. Cinq débridements sur l'anneau ombilical. Sept points de suture avec des fils d'argent fixés par des tubes de Galli ; trois sutures profondes, de manière à bien adosser l'une à l'autre les parois internes du sac, et quatre sutures superficielles.

Quitte l'Hôtel-Dieu, le 10 avril, complètement guérie. Bandage.

## OBSERVATION LVIII

Hernie ombilicale étranglée. — Kélotomie le sixième jour. — Pansement de Lister. — Guérison par le Dr Chauvel. — *Observation résumée* (*Bull. de la Soc. de Chir.*, 20 novembre 1881, p. 844).

S..., vétérinaire militaire, cinquante-cinq ans. Hôpital du Val-de-Grâce, le 9 novembre 1881. Constitution assez robuste. Bronchite chronique depuis longtemps.

Depuis cinq ans, hernie ombilicale, ordinairement non réductible, maintenue par un bandage à pelote concave ; puis, la hernie étant rentrée, bandage à pelote convexe.

5 novembre. — A la suite d'un mouvement brusque, étranglement.

10 novembre. — Incision sur la ligne médiane. Sac herniaire dense, résistant, ne contenant pas de liquide. Collet du sac forme un bourrelet tranchant, dur, fibreux. Débridements multiples. En présence de la largeur de l'orifice herniaire, de la netteté, de la *dureté* et de l'*inextensibilité de ce tissu* manifestement fibreux, il ne me paraît pas possible de tenter le rapprochement de ses bords. De plus, en raison du ballonnement du ventre et des accès de toux, il faudrait faire des débridements au pourtour de l'anneau, pour amener ses bords en contact, par conséquent affaiblir la paroi ventrale dans son voisinage immédiat.

Résection de la plus grande partie du sac herniaire. Trois points de suture au catgut ferment le sac. Drain.

22 novembre. — Pas de saillie dans les efforts de toux. Ceinture de soutien.

## OBSERVATION LIX

Hernie ombilicale étranglée. — Kélotomie. — Guérison. — *Observation résumée* (Terrier, Société de Chirurgie, séance du 5 janvier 1881).

Bardel, Marie-Marguerite, soixante-dix-sept ans. Entre à l'infirmerie le 19 janvier 1879.

Hernie ombilicale volumineuse et irréductible, dont le début remonte à plus de vingt ans. Port d'une pelote concave.

Le 20 janvier, tumeur volumineuse, arrondie, de 20 centimètres de diamètre. Zone érythémateuse cutanée au niveau de la pelote. Étranglement.

22 janvier. — Opération. Incision verticale et médiane longue de 10 centimètres, passant à gauche de l'ombilic, qui était dévié à droite. Incision du sac. Nouvelle incision perpendiculaire à celle-ci pour avoir plus de jour. Epiploon divisé entre deux ligatures. Sac nettement séparé par des cloisons fibreuses.

Plaie fermée par des sutures d'argent. Pansement phéniqué. Mort dans la journée.

Autopsie : le bout supérieur de l'intestin sorti de l'abdomen par l'anneau se continuait avec une anse se portant en haut et à gauche dans le tissu cellulaire sous-cutané, y décrivant les trois quarts d'une circonférence de 6 centimètres de diamètre et retournant vers la ligne médiane pour former trois circonvolutions.

L'intestin rentrait ensuite dans l'abdomen par l'orifice herniaire ; mais, au lieu d'être dans la cavité péritonéale, on le voyait s'engager aussitôt en avant du péritoine, dans le tissu cellulaire sous-péritonéal, en arrière des muscles de la paroi abdominale antérieure. Il descendait ainsi jusqu'au milieu de la ligne s'étendant de l'ombilic au pubis, puis remontait et se continuait enfin avec le bout inférieur de l'intestin grêle. Il existait donc, indépendamment du sac sous-cutané, un autre *sac propéritonéal*, et la partie d'intestin qui y était engagée présentait un calibre moitié moindre que celui offert par l'intestin grêle à l'état normal.

OBSERVATION LX

Hernie adombilicale étranglée. — Kélotomie. — Guérison. — *Observation résumée* (Terrier, Société de Chirurgie, séance du 5 janvier 1881).

M. P..., boulanger. Gêne épigastrique, le 12 janvier 1879, à quatre heures et demie du matin, en se levant.

Opération le 13, après vingt-six heures d'étranglement. Section verticale de la peau, parallèle à la ligne blanche, à 1 centimètre en dehors, à droite et au-dessus de l'ombilic; en bas, section cutanée en forme d'L. Trois débridements sur anneau très serré.

Deux sutures profondes au niveau du collet du sac, avec du fil d'argent. Quatre sutures superficielles.

14 janvier, ablation d'un point de suture cutanée du milieu. 15 janvier, ablation d'un deuxième point. 16 janvier, ablation des points de suture superficiels. Petite escharre cutanée. 17 janvier, ablation des points de suture profonds. 22 janvier, excision de la portion sphacélée du sac. Ceinture à pelote convexe. Pas de récidive.

OBSERVATION LXI

Entéro-épiplocèle ombilicale étranglée. — Kélotomie. — Guérison. — *Observation résumée* (Terrier, *Bulletin de la Société de Chirurgie*, 1881, p. 24).

Mme C..., quarante-cinq ans, tumeur au niveau de l'ombilic depuis 1881, survenue *après une couche*. Embonpoint exagéré.

1863, fausse couche, suivie d'accidents péritonitiques assez sérieux.

2 octobre 1879, accidents d'inflammation péri-utérine avec production d'un abcès ouvert dans le vagin. Lit pendant six semaines. Amaigrissement.

14 février 1880, accidents d'étranglement herniaire immédiatement après déjeuner. Réduction de l'omphalocèle. Ceinture avec plaque ombilicale.

10 juillet 1880, étranglement. Tentatives de taxis sous le chloroforme, infructueuses. Kélotomie neuf heures et demie après les premiers phénomènes d'étranglement.

Incision verticale de 6 centimètres sur le milieu de la tumeur, pour inciser le sac presque adhérent à la peau. Notable quantité de sérosité. Masse épiploïque considérable. Anneau très étroit et très profond. Débridement en dehors, en haut et à gauche. Anse étranglée à 12 centimètres de long. Sillon sur l'intestin au niveau du point étranglé.

Résection de l'épiploon, suture de la peau. Double drainage.

15 juillet, sphacèle des bords de l'incision au niveau de la partie inférieure de la plaie verticale.

Ceinture abdominale avec pelote en caoutchouc au niveau de l'ombilic.

OBSERVATION LXII

Hernie ombilicale étranglée. — Kélotomie. — Guérison. — *Observation résumée* (Société de Chirurgie, séance du 24 janvier 1877).

M..., cinquante et un ans, marchande des quatre saisons. Entre le 26 mai 1876 à l'Hôtel-Dieu, pour une hernie ombilicale étranglée.

A trente-quatre ans, après les cris auxquels l'oblige sa profession, apparut une hernie ombilicale. Port d'un bandage, qu'elle abandonne pendant douze ans.

Hernie étranglée sans effort.

Cinquante-huit heures après le début de l'étranglement, opération : incision oblique en bas et à droite; à son extrémité inférieure, incision en T. Sac épiploïque double, sac herniaire. Débridements multiples à gauche et en bas. Epiploon fixé dans angle supérieur de la plaie par un point de suture.

Trois points de suture entrecoupée avec des fils d'argent, de façon à mettre en contact les lèvres de la plaie et les parois du sac. Pansement phéniqué.

4 juin, fils enlevés.

Guérison après petit abcès.

## OBSERVATION LXIII

Hernie ombilicale étranglée. — Kélotomie. — Guérison. — *Observation résumée* (Société de Chirurgie, 1875, communication de Perrin d'une opération de Hutin).

P... Jean, quarante-huit ans, gendarme, vigoureux, chargé d'embonpoint, tombe à la renverse en sautant un mur et sent un craquement dans la région ombilicale. Hernie subite de la grosseur d'une noix. Après vingt ans, volume du poing.

Etranglement le 22 février 1853, après un repas copieux.

Opération par Hutin, le 24, après quarante heures d'étranglement. La tumeur est incisée pans toute son étendue, on arrive rapidement sur un sac herniaire bien distinct et sans adhérences. Après l'incision du sac, l'épiploon et une anse intestinale se présentent. L'intestin est vivement congestionné, sa couleur est rouge vineuse; nulle trace de gangrène.

Le collet du sac est reconnu, il est dur, résistant. A l'aide d'un bistouri boutonné, conduit à plat sur la pulpe de l'index gauche, Hutin pratique à travers le collet trois incisions profondes de 1 millimètre 1/2 dans différentes directions.

Grâce à ce débridement, l'intestin et l'épiploon sont facilement réduits. Le collet restait à nu, M. Hutin l'excise dans son pourtour, de façon à transformer cette ouverture *en une plaie simple*, dont il affronte les bords et qu'il réunit par trois points de suture entortillée. Pansement à plat. Glace. Cessation immédiate des accidents.

Huit jours après, ablation des points de suture. Trajet fistuleux. Guérison.

## OBSERVATION LXIV

Hernie ombilicale étranglée. — Kélotomie. — Guérison. — *Observation résumée* (Communication de M. Guérin, par M. Nicaise, à la Soc. de Chir., séance du 28 avril 1875).

Le 13 février 1875, j'étais appelé près d'un vieillard âgé de soixante-treize ans, affecté d'une hernie ombilicale étranglée. Cette hernie, qui remontait à plusieurs années, avait toutoujours été mal contenue avec des bandages presque toujours insuffisants.

Lorsque je vis M. V..., il vomissait depuis deux jours; pouls petit, peau froide, surtout à la face et aux extrémités. Tentatives de taxis faites à plusieurs reprises sans résultats.

La hernie, du volume du poing, était constituée par deux parties distinctes, l'une très sonore, l'autre mate à la percussion. La première était formée par une anse intestinale, la seconde résultait d'une portion considérable d'épiploon. Taxis fait sous le chloroforme, ne donne aucun résultat.

Il était difficile de se prononcer sur la cause de l'irréductibilité de la hernie, qui était déjà le siège d'une inflammation; la peau de la région était rouge et, par la palpation, on trouvait un peu d'empâtement, mais, comme elle était constituée par de l'épiploon et par une anse intestinale, il était possible que l'intestin ne fût pas adhérent au sac. Y avait-il inflammation ou étranglement? Ce qui était certain, c'est qu'il y avait dans cette tumeur un intestin qu'il était impossible de faire rentrer dans l'abdomen sans opération et que l'on était au début du « choléra herniaire ».

Avec M. Sergent, nous pratiquâmes l'opération séance tenante et, comme en 1869 j'avais déjà fait la kélotomie ombilicale sans ouvrir le sac, je me décidai à recourir encore à ce mode opératoire.

Dans ma première opération, j'avais cru pouvoir me contenter d'une simple incision longitudinale; mais j'avais rencontré des difficultés sérieuses provenant de la couche adipeuse à travers laquelle il faut arriver sur le pédicule de la tumeur.

Chez M. V..., je fis donc une incision en L, de manière à avoir ainsi un lambeau qu'il serait facile d'écarter. La branche verticale de l'L fut pratiquée sur la ligne médiane, l'incision horizontale un peu en dessous de la naissance du pédicule de la hernie, c'est-à-dire un peu au-dessous de l'anneau herniaire.

Ayant appris par expérience que l'on ne peut pas inciser de dedans en dehors l'anneau fibreux par lequel passent les hernies ombilicales, parce que le tissu cellulaire voisin, acquérant une consistance aponévrotique, constitue une lamelle résistante qui se continue sans ligne de démarcation avec l'anneau herniaire, j'incisai la ligne médiane de dehors en dedans en procédant avec la plus grande précaution. J'arrivai ainsi très facilement au-dessus et en dedans de l'orifice par lequel l'intestin était sorti de la cavité abdominale. Prenant enfin avec une pince les faisceaux qui constituaient cet orifice, et les soulevant, je les incisai; le sac m'apparut alors comme une poche très régulière à parois épaisses, constituée par le péritoine épaissi.

Réduction complète de l'intestin, incomplète de l'épiploon.

## OBSERVATION LXV

Hernie ombilicale étranglée. — Kélotomie. — Guérison. — *Observation résumée*
(Commun. de M. le Dr Desprès à la Société de Chirur., séance du 21 avril 1875).

B..., Marie-Hélène, agée de quatre-vingts ans, pensionnaire de l'hospice de La Rochefoucault, atteinte de hernie ombilicale depuis dix ans, portait habituellement un bandage. A la fin de décembre, la malade est prise de bronchite et se met au lit.

Le 1er janvier 1875, au soir, la hernie devint douloureuse, puis ne se réduisit point sous l'influence de la pression exercée par la malade elle-même. Dans la nuit, les vomissements parurent; le samedi, les vomissements continuent et deviennent verdâtres, puis fécaloïdes. Le jour, une tentative de taxis fut faite par un médecin du voisinage; mais la malade ne prit ni bains ni purgatifs.

Ce 3 janvier, à la quarantième heure de l'étranglement, la malade n'avait rendu ni selles ni gaz par l'anus. A trois heures, je fus appelé et je trouvai la malade affaiblie, mais sans fièvre bien marquée. Il existait à l'ombilic une tumeur d'un rouge violet, entourée par un plateau dur, le tout ayant le volume du poing. L'ombilic distendu avait le volume d'un petit œuf. La tumeur, dure partout, n'offrait pas trace de fluctuation; je diagnostiquai une entéro-épiplocèle ombilicale, et, en considérant la date éloignée du début de l'étranglement, je procédai d'emblée à la kélotomie, en méditant de ne point ouvrir le sac.

Voici le procédé que j'employai : je fis, à partir de la partie supérieure de l'ombilic distendu, une incision verticale à quelques millimètres à gauche de la ligne médiane et à laquelle je donnai une étendue de 5 centimètres. La peau fut sectionnée seule. Puis je coupai le tissu cellulo-graisseux et mis à nu le sac, que je suivis jusqu'à son collet, et je m'arrêtai sur la ligne blanche quand je vis la couleur nacrée de l'anneau ombilical. A ce moment, j'apercevais, à travers le sac, l'épiploon. Je fis une tentative de taxis, qui resta infructueuse. J'ouvris alors le sac sur sa partie la plus saillante, je dépliai l'épiploon et je trouvai une anse intestinale violacée, de la grosseur du pouce; je reconnus qu'en plusieurs points des fausses membranes unissaient l'intestin et l'épiploon. Ces adhérences pouvaient être facilement détachées avec le doigt. J'explorai ensuite l'anneau et je constatai que la pulpe de mon doigt y pénétrait. Je me mis en devoir de réduire sans débrider l'anneau. J'attirai l'intestin en dehors et je constatai sur l'anse herniée le sillon sur lequel portait la constriction et qui séparait l'intestin violacé du reste de l'intestin qui avait conservé sa coloration normale. Je lavai l'intestin à l'eau chaude. Je réduisis ; les gaz rentrèrent d'abord, puis l'intestin. Je liai l'épiploon, je le sectionnai et je cautérisai le pédicule avec le perchlorure de fer. La plaie fut réunie par la suture entortillée. Trois épingles réunirent la plaie cutanée, une quatrième traversait l'épiploon lié. Bandage de corps.

Les 5, 6, 7, 8, lavements.

Le 9, selles abondantes. Les sutures sont enlevées. Suppuration de l'épiploon et du sac.

Le 23, la malade est levée.

Le 7 février, la plaie est entièrement cicatrisée ; les selles ont lieu régulièrement ; il n'y a point de menaces de reproduction de la hernie.

## OBSERVATION LXVI

Hernie ombilicale étranglée. — Kélotomie. — Guérison. — *Observation résumée* (Obs. XXVII, p. 86, Th. de Loupie, 1880).

H..., Françoise, quarante-quatre ans. Hôpital de la Pitié, salle Saint Jean, n° 21, décembre 1879.

Hernie ombilicale étranglée depuis quatre jours.

Opération le 15 décembre, par M. Polaillon. Incision courbe. Suture de l'anneau avec deux points. Escarre cutanée.

## OBSERVATION LXVII

Hernie ombilicale étranglée. — Kélotomie. — Mort. — *Observation résumée* (*Progrès médical*, 1877, p. 71, comm. de Reynier).

F..., cinquante ans. Entrée à Necker, dans le service de Desormeaux, le 22 octobre 1876, avec hernie étranglée datant de cinq jours.

Opération par M. Campenon. Incision verticale.

Collapsus cholériforme. Mort le 24 octobre.

## OBSERVATION LXVIII

Hernie ombilicale étranglée. — Kélotomie. — Guérison. — *Observation résumée* (Tillaux, Th. de Loupie, Obs. XXV, p. 80).

Léontine B..., trente ans, journalière. Entre le 11 août 1878, salle Sainte-Agathe, n° 7, à Beaujon, dans le service de M. Tillaux.

A eu deux enfants vivants, très bonnes couches. Il y a deux ans, a été soignée successivement à Saint-Antoine, chez M. Debove, et à l'Hôtel-Dieu pour une ascite due à une hépatite interstitielle. On lui a fait pour cette ascite quatre ponctions, dont la dernière au mois de juin. La hernie ombilicale date d'un an ; cette hernie sortait presque constamment, mais la malade pouvait facilement la réduire avec la main.

Kélotomie le 12 août, quarante heures après le début de l'étranglement, par M. Tillaux. Intestin étranglé par une bande fibreuse intra-sacculaire.

Sutures profondes comprenant toute l'épaisseur de la paroi abdominale.

## OBSERVATION LXIX

Entérocèle ombilicale étranglée. — Kélotomie. — Guérison. — *Observation résumée* (A. Cooper, p. 353).

Mme R..., quarante ans. Huit grossesses.

Opération après quarante-huit heures d'étranglement. C'était a troisième fois que la hernie. s'étranglait. — Le 10 février, l'étranglement apparut au milieu de la huitième grossesse. Kélotomie.

Le 28 juin, accouchement facile et normal.

## OBSERVATION LXX

Hernie ombilicale étranglée. — Kélotomie. — Guérison. — *Observation résumée* (Soc. de Chir., 1861, p. 712, Richet).

X..., soixante-trois ans.

Constitution grêle. Accès d'asthme ayant déterminé hernie. Port d'un bandage.

Hernie pyriforme étranglée depuis vingt-quatre heures.

Opération en novembre 1860. Obturation de l'anneau par les parois du sac, accolées à l'aide de serre-fines.

## OBSERVATION LXXI

Hernie ombilicale étranglée. — Kélotomie. — Guérison. — *Observation résumée* (*Journal de Méd. et de Chir.*, 1866).

X..., soixante-quatorze ans. Entre à l'hôpital Saint-Antoine le 3 juin 1866, dans le service de Foucher.

Cette hernie, dont l'origine remontait à trente-neuf ans, avait eu pour cause *un accouchement.*

Réduite quatre fois déjà.

Opération le 5 juin. Obturation de l'anneau par bouchon épiploïque.

## OBSERVATION LXXII

Hernie ombilicale étranglée. — Kélotomie. — Guérison. — *Observation résumée* (Th. de Loupie, 1880, Obs. XX, p. 67).

Mme C..., quarante-deux ans. Entre dans le service de Cusco, à Lariboisière, en septembre 1869.

Femme grande, obèse.

Hernie ombilicale depuis dix ans.

Opération par B. Anger quatre jours après début d'étranglement. Sac épiploïque contenant l'intestin.

Guérison, mais récidive de hernie, qui ne peut être contenue que difficilement.

### OBSERVATION LXXIII

Hernie ombilicale étranglée. — Kélotomie. — Guérison. — *Observation résumée* (Scheaf, *The Lancet*, 1878, vol. II, p. 618).

Mistress B..., quarante-neuf ans. Forte, très robuste.

Abdomen large et flasque.

Opération le 14 février 1876. Incision en Y. Obturation de l'anneau par bouchon épiploïque. En mars, malade complètement guérie.

*Réflexions.* — Scheaf conclut en disant que la kélotomie ombilicale est une opération redoutable (il est combattu par Parker).

### OBSERVATION LXXIV

Hernie ombilicale étranglée. — Kélotomie. — Guérison. — *Observation résumée* (Polaillon de Th. de Loupie, 1880, Obs. XXVI, p. 84. — *Bull. de la Soc. de Chir.*, 1881, p. 29).

Élisabeth F..., quarante et un ans, lingère. Accouchements nombreux.

Obésité.

Hernie depuis dix-huit ans, déjà étranglée trois fois, une fois pendant une grossesse. Étranglement de cinq jours. Opération le 18 septembre 1879. Incision semi-lunaire. Escarre cutanée, qui s'élimine le 1er octobre.

### OBSERVATION LXXV

Hernie ombilicale étranglée. — Herniotomie. — Guérison par F.-A. Southam. — Infirmerie royale de Manchester. — *Observation résumée* (*Brit. med. J.*, 2 juin 1883, p. 1065).

Jane P..., quarante-six ans, très obèse. Hernie partiellement réductible, datant de quatorze ans. Opération après trente-six heures d'étranglement.

Incision verticale. Épiploon très adhérent au sac et enveloppant complètement l'intestin. Pédicule épiploïque lié au catgut en huit segments distincts. Épiploon adhérent au pourtour de l'anneau est laissé comme bouchon obturateur. Suture. Excision du sac et de la peau exubérante. Suture avec huit fils de soie. Drainage quinze jours après réunion complète. Bandage

*Réflexions par Southam.* — La très grande mortalité qui accompagne les opérations pour hernie ombilicale étranglée est sans doute due à deux raisons principales :

1° Le retard apporté à l'opération, dû à ce que, dans bien des cas, les symptômes de l'étranglement ont tout d'abord un caractère *subaigu ;* d'où il s'établit souvent de la péritonite avant que le malade se présente au chirurgien.

2° La communication directe du sac avec l'abdomen, si on n'intervient pas pour l'intercepter (soit par la ligatnre du collet du sac, soit par toute autre méthode), les produits infectieux tendent à refluer directement dans la cavité abdominale et à déterminer de la péritonite.

Le succès, dans le cas ci-dessus, doit être attribué à ce que l'opération fut pratiquée sans délai, à ce que l'épiploon fut employé pour fermer l'anneau et enfin au drainage de la plaie.

OBSERVATIONS LXXVI ET LXXXVII

A. Cooper, dans ses Œuvres complètes, pages 344-354, rapporte dix observations de hernie ombilicale étranglée pour lesquelles il pratiqua la kélotomie. Nous ne ferons que les citer :

1. Entéro-épiplocèle o. (septembre 1802). Guérison. Étranglement datant de vingt-quatre heures.
2. Épiplocèle o. (février 1807). Guérison. M... A..., cinquante-deux ans. Étranglement de quarante-huit heures.
3. Entérocèle pure (mars 1804). Guérison. Étranglement de vingt heures.
4. Entéro-épiplocèle. Guérison. Mistr. P..., soixante ans. Etranglement de trente-deux heure .
5. Entéro-épiplocèle. Mort. Mistr. H..., cinquante-trois ans. Étranglement de quatre jours.
6. Entéro-épiplocèle. Mort. X..., soixante-dix ans. Étranglement de vingt-quatre heures.
7. Entéro-épiplocèle. Mort seize heures après de péritonite. Étranglement de trois jours.
8. Entérocèle. Mort de péritonite. X..., cinquante-deux ans. Étranglement de deux jours.
9. Entéro-épiplocèle compliquée de fibro-myômes utérins. Mort de péritonite.
10. Entéro-épiplocèle. Kélotomie en janvier 1801 et en février 1802. Guérison.

OBSERVATIONS LXXXVIII ET LXXXIX

Goyrand (d'Aix) rapporte, dans les *Bulletins de la Société de Chirurgie* de 1861, trois observations de kélotomie pour hernie ombilicale étranglée :

1. Hernie âgée de cinquante ans. Étranglement de trente-huit heures. M..., soixante-douze ans. Guérison.
2. Hernie âgée de trente ans. Étranglement. Mme D..., soixante-douze ans. Guérison.
3. Étranglement de trente-six heures. Entéro-épiplocèle. Sœur L..., tourière ursuline. Guérison quinze jours après l'opération.

OBSERVATIONS LXXX ET LXXX

Legendre communique, le 20 novembre 1861, à la Société de Chirurgie, deux observations de hernies étranglées de l'ombilic, opérées par P. Boyer :

1. Hernie irréductible, âgée de trente ans. X..., cinquante-huit ans. Étranglement de vingt-quatre heures. Guérison.
2. Hernie âgée de trente-cinq ans. Bandage. X..., cinquante-neuf ans. Kélotomie, avril 1853. Guérison.

OBSERVATION LXXXII

Laurent (de Langres) rapporte, la même année, une observation de hernie ombilicale étranglée chez une femme de soixante-quatre ans, albuminurique, ascitique, avec œdème considérable des membres inférieurs. Kélotomie. Guérison.

OBSERVATIONS LXXXIII ET LXXXIV

En parcourant les observations de Ruhston Parker, nous trouvons, sur quarante-huit kélotomies, quatre pour hernies ombilicales :

Deux insuccès, la suture du collet du sac ;

Une fistule ombilicale ;

Une guérison.

OBSERVATIONS LXXXV ET LXXXVI

Hofmokl rapporte, en 1884, trois observations de kélotomie pour hernie ombilicale étranglée :

1. Femme de soixante-trois ans, très obèse, ayant eu six enfants. Étranglement de trois jours Guérison.

2. Homme de soixante-sept ans. Porteur de plusieurs hernies. Étranglement ombilical de deux jours. Guérison en deux semaines.

3. Homme de soixante-dix ans. Hernie énorme. Mort de péritonite.

## B. — HERNIES OMBILICALES CONGÉNITALES ET HERNIES OMBILICALES DE L'ENFANCE

### OBSERVATION LXXXVII

Hernie ombilicale congénitale. — Anus contre nature ombilical. Pas d'intervention. Mort.
*Observation résumée* (Motte (de Dinant), *Bull. de la Soc. de Chir.*, 1879, p. 518).

Nouveau-né. Hernie ombilicale congénitale.

Ligature du cordon pince une partie de l'iléon à 25 centimètres du cœcum.

Intestin ouvert comme à l'emporte-pièce quand se produit la chute d'un disque de paroi de 10 à 12 millimètres de diamètre.

Au soixante-quinzième jour, fistule stercorale et invagination du bout supérieur, longue de 4 centimètres ; on ne put découvrir aucune trace d'un bout inférieur.

Vers la fin du premier mois, le bout inférieur se renverse à son tour, croise le supérieur de plus en plus invaginé, en passant par-dessus, et se porte de droite à gauche en formant avec l'autre bout une espèce de fourche à dents incurvées, de manière que l'ensemble peut être comparé à un S couché en travers et attaché à l'ombilic par son milieu.

Mort deux jours plus tard.

*Réflexions.* — M. le Dr Terrier pense qu'il s'agit, dans ce cas, non d'un pincement de la muqueuse intestinale par la ligature du cordon, mais d'une *protrusion diverticulaire* de l'intestin dans le cordon.

### OBSERVATION LXXXVIII

Hernie ombilicale, congénitale, diverticulaire. — Opération par Barth. — Mort par péritonite.
*Observation résumée* (*Deutsch. Zeit. f. Chir.*, XXVI, p. 193).

Enfant de neuf jours. Polyclinique de l'hôpital Augusta.

Tumeur ombilicale, remarquée par la mère après la chute du cordon ; au sommet de cette tumeur, petit orifice par où sortent les matières fécales; l'enfant en rend également par l'anus. Enfant robuste, sans autre vice de conformation.

De l'ombilic sort une tumeur cylindrique de 1 centimètre de long sur 1 centimètre et demi de large; surface a l'aspect d'une muqueuse intestinale injectée, se continue à sa base avec le pourtour de l'anneau ombilical ; à son extrémité, orifice d'où sortent des débris de matières fécales et par lequel une sonde pénètre facilement de 4 centimètres dans la direction de la cavité abdominale. Barth porte le diagnostic d'inversion avec prolapsus d'un diverticule de Meckel ouvert à l'ombilic.

Le cinquième jour, à la tumeur précédente un peu élargie qui représente le pédicule s'est ajouté presque transversalement en T un cylindre de 7 centimètres de long sur 1 à 1 centimètre et demi de large, recouvert aussi de muqueuse intestinale et présentant à chacune de ses extrémités un orifice par l'un desquels un stylet peut pénétrer dans la cavité abdominale à travers l'ombilic; l'intestin est engagé et éversé à travers le diverticule, en formant un éperon.

Tentative de réduction pendant laquelle la paroi du diverticule se déchire, laissant passer les anses d'intestin grêle. Réduction de la hernie et du prolapsus après agrandissement de l'orifice ombilical; entérotomie de Madelung, orifices fermés par trois points de catgut, résection du diverticule, suture à la paroi de l'orifice intéstinal correspondant à sa base. Vomissements fécaloïdes. L'anus contre nature ne fonctionne que le lendemain. Mort (après soixante-huit heures) de péritonite.

## OBSERVATION LXXXIX

Hernie ombilicale congénitale. — Cure radicale, par Felsenreich. — Guérison. — *Observation résumée* (*Wien. med. Presse*, 1884, n° 17, Zur operative Behandlung des hernià funiculi ombilicalis).

Enfant mâle. Poids : 3 kilos. Longueur : 42 centimètres.

Hernie médiane de la paroi abdominale antérieure, grosse comme un citron, sur laquelle implantation du cordon et de ses vaisseaux Brèche de la paroi, 8 centimètres de long sur 4 centimètres de large. Intestin réductible en partie seulement. Enveloppe mince, menaçant de se déchirer par la compression.

Six heures après la naissance, incision longitudinale de l'enveloppe herniaire et du péritoine. Intégrité de l'intestin. Excision de l'enveloppe herniaire. Suture des bords avivés de l'ouverture abdominale au moyen de douze fils de soie. Ligature de l'artère ombilicale.

Apyrexie. Réunion par première intention. Ablation des sutures le neuvième jour.

## OBSERVATION XC

Hernie ombilicale congénitale. — Cure radicale, par Caldwell. — Guérison. — *Observation résumée* (A casa of hernia of the umbilical cord. Caldwell). *Americ. J. of Obst.*, août 1888).

Enfant âgé de vingt-quatre heures.

Hernie ombilicale du volume d'une orange, ayant 10 pouces de circonférence maxima; le diamètre de l'orifice abdominal est de 2 pouces. Une enveloppe transparente laisse voir très nettement les anses intestinales. Les vaisseaux ombilicaux sont à gauche de l'enveloppe herniaire, la peau de l'abdomen empiète d'un demi-pouce environ sur cette enveloppe.

Réduction des viscères, ligature de l'enveloppe herniaire le plus près possible de l'abdomen. Ouverture de la cavité péritonéale. Pendant que le doigt protège et repousse les intestins, Caldwell applique sur les parois une série d'épingles à bec de lièvre, après avoir fait une double ligature de l'enveloppe herniaire.

Pansement iodoformé. Gaze phéniquée. Pendant six jours, selles normales, puis petite fistule stercorale durant quatre jours. Guérison.

## OBSERVATION XCI

Hernie ventrale congénitale. — Abstention. — Mort. — *Observation résumée* (Brunton, *London Obst. Transact.*, 1880, XXI, p. 118).

Hernie ventrale, recouverte par le péritoine. La mère a eu onze enfants, dont trois seulement sont parfaits, tous les autres étant nés prématurément ou présentant quelque anomalie congénitale, telle que bec de lièvre ou division palatine. Aucun enfant syphilitique.

L'enfant né à terme ne vécut que trois jours.

OBSERVATION XCII

Hernie ombilicale congénitale. — Mort. — *Observation résumée* (Dr Oui, *Bulletin de la Société d'Anatomie de Bordeaux*, 1891, p. 149, séance du 8 juin).

Euphrasie P..., vingt-quatre ans, primipare, entre dans le service du Dr Moussous, à l'hôpital Saint-André, le 3 juin 1891, au huitième mois de sa grossesse.

A une heure et demie de l'après-midi, la tête de l'enfant se dégage suivant ses diamètres sous-occipitaux. A ce moment, le cordon suit et on s'aperçoit qu'il s'est rompu. La partie rompue s'est étalée en éventail et les trois vaisseaux ombilicaux s'y voient très nettement.

On se hâte de dégager le tronc et on s'aperçoit que l'enfant présente une tumeur volumineuse, dirigée en avant et constituée par les organes abdominaux, recouverts par une simple couche très mince d'un tissu transparent à travers lequel on aperçoit très nettement les anses intestinales légèrement rosées, le foie, la rate. A la partie inférieure de la tumeur se trouve le point d'insertion du cordon.

Le lendemain, l'enfant s'alimentait et ne paraissait pas souffrir; mais toute la partie de la tumeur correspondant au foie s'était épaissie et teintée en jaune verdâtre. A la partie inférieure, il s'était produit un léger épanchement.

Le 5 juin, on n'apercevait plus à travers la paroi aucun des organes, et le 6 juin au matin, l'enfant mourait. L'épanchement avait encore augmenté.

*Réflexions.* — M. le Dr Oui conclut que la soudure des splanchnopleures s'est effectuée normalement, puisque les organes abdominaux paraissent parfaitement constitués; mais les deux moitiés de la somatopleure ne se sont soudées qu'en partie. La partie la plus profonde de la lame fibro-cutanée du feuillet moyen a rejoint celle du côté opposé en formant le péritoine. La partie la plus superficielle de cette lame et tout le feuillet externe ne se sont pas réunis. L'arrêt de développement porte très probablement sur les muscles comme sur la surface cutanée de la paroi abdominale.

OBSERVATION XCIII

Hernie congénitale de l'ombilic. — Rupture du sac avant la naissance. — Cure radicale pratiquée sept heures après la naissance. — Guérison, par le Dr de Larabrie (de Nantes). — *Observation résumée* (*Bull. de la Soc. de Chir.*, séance du 17 juin 1891, rapport. par M. Routier).

Enfant né le 1er décembre 1890, après deux jours et demi de travail. Bien constitué. Au niveau de l'ombilic, ouverture anormale par laquelle sortait un paquet intestinal.

Peu après la naissance, enfant avait rendu méconium, avait uriné. Depuis, pas de vomissements.

Intestin sorti, rouge vif, avait 25 à 30 centimètres de long; c'était la terminaison de l'iléon et le cœcum avec son appendice. Tout autour de l'anse et bordant l'orifice ombilical existait une collerette membraneuse avec la partie supérieure de laquelle se continuait le cordon. Cette collerette, haute de 2 à 3 centimètres, se continuait par son bord adhérent avec la peau de l'abdomen nettement limitée par un bourrelet. Cette membrane paraissait constituée par la substance même du cordon et son feuillet amniotique.

Débridement par en haut, destruction de trois adhérences rouges, épaisses, qui furent liées au catgut et coupées. Réduction de l'intestin. Excision de la collerette membraneuse, par suite du cordon. Paroi suturée. Pansement salolé.

Le 9, ablation des fils de suture. Réunion parfaite.

## OBSERVATION XCIV

Hernie ombilicale de la première enfance. — Ligature faite huit mois après la naissance. — Guérison (Dr Max, *La Clinique*, Bruxelles, 1891, n° 28).

16 octobre 1890. — Caroline van K..., née le 11 février 1890.

Opération le 29 octobre 1890, suivant le procédé de Nota. Hernie au repos avait 3 centimètres de saillie et 9 centimètres de circonférence; en faisant crier l'enfant, la saillie était de 4 centimètres 1/2 et la circonférence de 11 centimètres 1/2. Tracé graphique de cette dernière, mesuré sur la peau.

Anesthésie chloroformique. Traction du sac en dehors par un aide. Ligature au niveau du tracé graphique cutané.

Durée de l'anesthésie et de l'opération : cinq minutes. L'enfant réveillée, on la fit crier et on put constater que la hernie ne sortait plus.

31 octobre. — Auréole autour de la ligature.

2 novembre. — Peau commence à s'ulcérer.

4 novembre. — 4 à 5 millimètres de peau se séparent des parties saines autour de la ligature.

7 novembre. — Surface ulcérée de la grandeur d'une pièce de 5 francs, au centre de laquelle pédicule noir et ratatiné. Pansement boriqué.

11 novembre. — Chute du pédicule. Surface bourgeonnante ovalaire, 4 centimètres 1/2 sur 2 centimètres 1/2.

9 décembre (quarante et un jours après opération). — Cicatrisation complète.

## OBSERVATIONS XCV ET XCVI

Nous ajouterons aux observations ci-dessus les suivantes, très résumées, où l'intervention chirurgicale eut lieu :

1. Lindfors (D. A. O.), 1881. Vaste hernie congénitale. Résection du sac et suture de la paroi. Agé de *quelques heures*. Guérison.

2. Krukenberg, 1882. Large hernie contenant épiploon, intestin et une partie du foie, le tout adhérent au sac. Résection. Suture. Guérison.

3. Felsenreich, 1882. Hernie contenant du gros intestin et petit intestin. Brèche de la paroi abdominale longue de 8 centimètres sur 4 centimètres de large. Ligature des vaisseaux ombilicaux. Adossement des bords de l'ouverture par douze points de suture. *Agé de deux jours*. Guérison.

4. Souden, 1883. Vaste hernie congénitale irréductible. Guérison.

5. Goodlee, 1883. Hernie contenant le cœcum. Symptômes de péritonite. Cœcum adhérent. Extirpation du sac. Suture. Mort trois jours après l'opération. *Agé de quatorze jours*.

6. Trèves, 1884. Distension de l'intestin nécessitant ponction. Sac extirpé. Suture. *Agé de soixante jours*. Guérison. Mort vingt-trois jours après, de convulsions.

7. Reuter. Hernie large et adhérente. Début de péritonite. Guérison.

8. Piperno. Hernie du volume d'une tête d'enfant. Mort deux jours après.

9. Dunlap. Hernie volumineuse contenant le gros intestin. *Agé d'une heure*. Résultat non signalé.

10. Dorhn et Eckerlein. Hernie du volume d'un œuf (autres anomalies congénitales). Résection de l'amnios. Ablation de la gélatine de Wharton. Plissement du péritoine. Suture de la peau. Guérison.

11. Phénoménonoff et Stolypinski. Hernie du volume d'un œuf. Partie de la paroi du sac réséquée et retournée dans l'abdomen à cause des adhérences des intestins. Agé d'*une heure*. Guérison.

12. Olshausen, 1887. Large hernie. Résection de l'amniose. Suture. Guérison.

13. Bryant (Thos.). Large hernie transparente. Agé de *deux ans*. Guérison.

14. Harries (M.). Hernie adhérente. Résection amniotique. Agé de *quelques heures*. Guérison.

15. Barton (J.-M.). Grosse hernie. Début de péritonite. Sac excisé. Fermeture de la plaie par aiguilles, comme dans le bec de lièvre.

16. Theims. Hernie adhérente. Résection amniotique. Guérison.

17. Ronaldson. Hernie adhérente. Résection amniotique. Guérison.

18. Macdonald, 1890. Grosse hernie. Section abdominale. Résection du sac. Suture. Agé de *six heures*. Guérison.

19. Rosenblum, 1891. Cure radicale d'un conduit omphalo-mésentérique persistant et d'une hernie ombilicale congénitale. Guérison.

20. Hinkson (J.-R.), 1891. Laparotomie par cure radicale de hernie congénitale. Guérison.

21. Benedict, 1892. Énorme hernie ombilicale congénitale. Opération. Guérison.

22. Nannotti, 1892. Enorme hernie ombilicale congénitale. Laparotomie. Guérison.

## PIÈCES JUSTIFICATIVES

### OBSERVATION XCVII

Volumineuse éventration de la paroi abdominale. — Cure radicale. — Guérison (Hôpital Necker. Études de clinique chirurgicale par le professeur Le Dentu, 1892, p. 275).

Louise Ch..., âgée de vingt-neuf ans, a vu son ventre faire saillie à la suite de plusieurs grossesses. Elle se plaint de troubles digestifs et de douleurs abdominales que l'usage d'une ceinture ne parvient pas à calmer. L'abdomen, proéminent dans la station debout, retombe au-devant du pubis. Le tronc est rejeté en arrière, la colonne lombaire est le siège d'une ensellure très marquée.

Le 17 avril, cure radicale de l'éventration. Une première incision médiane toute ombilicale est faite afin de glisser la main au-dessous de la paroi, de se rendre compte de son épaisseur et de faire plus facilement les sections. Celles-ci consistèrent à circonscrire un large segment ellipsoïde de cette paroi qui, très amincie, ne renfermait que quelques fibres éparses des grands droits. Ce segment enlevé, la paroi abdominale fut réunie avec soin à l'aide de cinquante points de suture séparés, comprenant toute son épaisseur. Réunion immédiate régulière ; la malade, revue plusieurs mois après, ne se plaignait plus d'aucune souffrance et avait une cicatrice solide dans toute son étendue.

### OBSERVATION XCVIII

Éventration post-opératoire; résection du sac péritonéal; suture par plans séparés des couches péritonéales, aponévrotique et cutanée. *Observation résumée* (Obs. I, p. 42, *Lyon médical*, 1892. De l'éventration opératoire).

L. C..., dévideuse, luxation congénitale de la hanche.

A vingt-neuf ans, un accouchement suivi d'infection puerpérale.

10 avril. — M. le Dr Gouilloud note qu'il existe du côté de la ligne de suture, à droite de la cicatrice cutanée, une sorte de gouttière dépressible, défaut de résistance de la couche musculaire profonde. Il y voit une éventration naissante. Dans ce cas, on avait employé la suture enchevillée unique avec large adossement péritonéal, avec suture de la peau à points séparés. Il était probable, d'après l'aspect de la suture, qu'à droite la couche musculaire avait dû rester en dehors de la suture.

9 décembre 1890. — Malade rentre à l'hôpital. Douleurs lancinantes, continues, qu'elle rapporte à sa cicatrice abdominale, sensation de poids dans le bas-ventre, coliques, faux besoins. Cicatrice irrégulière, tortueuse, large de 1 centimètre en certains points. Profondément écartement de la ligne blanche laissant pénétrer la pulpe des doigts. Dans la moitié inférieure de la cicatrice, hernie ventrale de la grosseur d'un œuf, quand elle tousse, se produisant au-dessous du bandage à pelote que la malade a toujours porté.

19 janvier. — *Opération*. Incision elliptique, verticale, circonscrivant la cicatrice cutanée de la première opération, et de façon à être en dehors du tissu cicatriciel pour retrouver plus facilement la couche aponévrotique des muscles droits.

La cicatrice cutanée enlevée, on voit le sac péritonéal s'échapper au niveau d'un défaut de la couche musco-aponévrotique.

Incision prudente du sac, ligature et résection de l'épiploon, résection du sac. Sur la face antérieure des muscles droits, à quelques millimètres des bords du sac, on entaille le feuillet fibreux de la gaine des droits en un point où ce feuillet est bien reconnaissable.

Suture : surget à la soie des lèvres de la plaie péritonéale; surjet très solide, à points rapprochés en trois segments, de la couche aponévrotique au catgut chromique, points séparés au catgut sur la plaie.

Durée de l'opération : une heure et demie.

Le jour de l'opération, vomissements d'une fréquence exceptionnelle, cependant réunion par première intention; cicatrice linéaire et solide.

Sort le 10 mars 1891, revue dans le courant de mars 1892 quinze mois après son opération), cicatrice solide et linéaire, sans aucune tendance herniaire.

### OBSERVATION XCIX

Éventration post-opératoire. — Résection du sac. — Suture en étages. — Guérison durable. — *Observation résumée* (*Lyon médical*, 1892, t. LXX, Obs. II, p. 45).

J... P..., vingt-huit ans, modiste.

Vingt-deux ans. — Premier accouchement normal.

Vingt-trois ans et demie. — Second accouchement.

Vingt-cinq ans. — Pelvi-péritonite.

En avril 1888. — Avortement de trois mois, suivi d'infection puerpérale.

29 juin 1889. — Ablation des ovaires et des trompes, pour salpingite double, par le professeur Laroyenne. Pas de suture spéciale de la ligne blanche. Porte une ceinture.

Août 1889. — Cicatrice a cédé à la partie inférieure immédiatement au-dessus du pubis. Dans les efforts, la toux, on voit l'intestin saillir à ce niveau au-dessous de la plaque de la ceinture, difficilement maintenue en ce point.

Mars 1890. — Hernie du volume d'un œuf.

29 mai. — Opération par le professeur Fochier. Surjet péritonéal.

Recherche laborieuse de l'aponévrose du grand droit, le feuillet profond manque en plusieurs points et c'est le muscle lui-même qui est suturé à l'aponévrose. Feuillet superficiel bien accolé sur toute la longueur. Quatre plans de suture, y compris la peau.

Petit abcès de la paroi, ouvert le douzième jour.

Malade sort le vingt-cinquième jour avec fistule. Cette fistule a nécessité un drainage, puis l'incision de la peau. Cause était l'élimination de quatre longs fils de soie. Paroi très solide.

2 octobre. — État général excellent. Malade marche sans ceinture. Paroi résistante.

### OBSERVATION C

Ancienne ablation d'annexes. — Éventration. — Cure radicale sans résection du sac péritonéal. — Sutures en étages des couches de la paroi abdominale. — *Observation résumée* (*Lyon médical*, 1892, Obs. III, p. 77).

M. B..., trente-quatre ans, ablation des annexes le 2 juillet 1890, par M. Laroyenne. Plaie fermée par suture à trois étages, mais à l'angle inférieur volumineux Mickulicz.

Au niveau du Mickulicz, en bas de la ligne de suture, éventration. « Fille forte, grasse, brutale, désordonnée dans ses mouvements.

Cicatrice cutanée, large, déformée, élargie par la poussée intestinale.

Opération le 25 septembre 1891. Incision elliptique de la peau, embrassant toute l'ancienne cicatrice. Section longitudinale de la paroi fibreuse antérieure de la gaine de chaque muscle droit donne de chaque côté une lèvre aponévrotique interne et une lèvre aponévrotique externe.

Les lèvres aponévrotiques internes, droite et gauche, sont suturées l'une avec l'autre pardessus le sac herniaire, au moyen d'un surjet au catgut chromique.

Suture (2e plan) réunissant les lèvres aponévrotiques externes des deux fentes longitudinales droite et gauche des muscles droits. Surjet au catgut chromique. Quelques points de soutènement.

Suture de la peau, trois points profonds au catgut, surjet au catgut.

Petit drain très oblique à travers les divers plans de suture.

23 octobre, sortie de la malade.

En mars 1892, aucune tendance à la récidive.

### OBSERVATION CI

Éventration et prolapsus utérin. — Cure radicale et ventro-fixation. — *Observation résumée* (*Lyon médical*, 1892, t. LXX, p. 80).

R... G..., trente et un ans, quatre grossesses, deux forceps, une version, un mort-né à son dernier accouchement, il y a six ans, après lequel prolapsus utérin et début d'éventration. Ligne d'éventration commence à deux travers de doigt du pubis entre les muscles droits et remonte jusqu'à deux travers de doigt au-dessus de l'ombilic.

Opération le 5 octobre 1891. — Incision elliptique. Suture à trois étages comprenant les péritoine dans le tiers inférieur, péritoine qui a été incisé pour faire la ventro-fixation. Toutes les sutures sont faites au catgut, pas drainage.

25 octobre, malade sort. Cicatrice linéaire sans le moindre interstice entre les muscles droits. Port d'un pessaire annulaire et d'une ceinture à plaque hypogastrique.

Revue dans les derniers jours de mars 1892, ligne de suture très solide.

### OBSERVATION CII

Volumineuse éventration consécutive à une ovariotomie. — Cure radicale. *Observation résumée* (*Lyon. médical*, t. LXX, p. 83).

Veuve D..., soixante-trois ans, reçue le 8 mars 1892 dans le service du Dr Laroyenne, pour une éventration considérable.

Ovariotomie le 4 août 1888, pour kyste de l'ovaire.

Cure radicale d'éventration, par le Dr Gouilloud, le 11 mars 1892. Incision elliptique de la peau circonscrivant toute la partie de la peau cicatricielle et adhérente au sac de l'éventration. Résection du sac. Cinq gros pédicules épiploïques ligaturés.

Surjet au catgut des bords du sac. Entaille à l'aponévrose des muscles droits et suture de cette aponévrose. Suture par points séparés en bas, puis par surjet avec points séparés. Suture de la peau continue avec quelques points séparés. Toutes les sutures sont faites au catgut chronique.

Drain en dehors de la ligne de suture.

Dixième jour. Cicatrisation complète.

### OBSERVATION CIII

Éventration post-opératoire (O. Hagen-Torn. Zur Fragenuber die Mittel zur Vorbengung von Hernien nach Laparotomien. *Centralbl. f. Chir.*, n° 85, 1884).

O. Hagen-Torn a fait involontairement, dans un cas d'ovariotomie, une incision courbe ayant porté dans ses deux tiers supérieurs sur le muscle droit. Guérison. Mais cinq mois après, hernie de la grosseur d'une noix dans le tiers inférieur de la cicatrice. Hagen-Torn en conclut que l'incision, dans les laparotomies, doit se faire sur l'un des muscles droits parallèlement à ses fibres. Il a agi de la sorte dans deux nouvelles ovariotomies et dans deux laparotomies exploratrices. Résultat parfait. L'épaisseur des lèvres de l'incision musculaire favorise la réunion primitive.

De l'analyse de ces différentes observations, nous pouvons déduire les faits suivants :

I. *Fréquence de la hernie ombilicale chez la femme.* — Sur quatre-vingt-quatorze observations de hernies ombilicales de l'adulte, tant libres qu'étranglées, la proportion est de :

Quatre-vingt-sept femmes, sept hommes, une observation, Gangolphe, Chauvel, Terrier, Hutin, Guérin.

Deux observations, Hofmokl.

Ces sept observations de hernies chez l'homme sont toutes des observations de hernies étranglées.

II. *Fréquence de la grossesse comme pathogénie de la hernie ombilicale.* — Sur ces quatre-vingt-quatorze observations, vingt-trois sont notées comme étant *survenues manifestement après une grossesse*; dans l'une d'elles, en particulier, dans l'observation I (omphalectomie faite par M. le professeur Le Dentu), il est important de remarquer la saillie anormale de la tête fœtale volumineuse qui pressait sur la paroi abdominale antérieure au point de faire craindre chez la malade une éventration, saillie telle qu'après l'accouchement elle laisse persister une partie flaccide limitée de la paroi. L'enfant pesait 11 livres. L'observation XXXVII est intéressante à ce titre qu'il s'agit d'une femme ayant eu quatre enfants pesant, paraît-il, de 12 à 14 livres à leur naissance. D'autres femmes ont eu jusqu'à dix enfants (Obs. XXXIX). Tantôt, c'est après le premier accouchement (Obs. XXVI, hernie ombilicale à dix-sept ans, Obs. LXI, etc.), tantôt c'est après le deuxième (Obs. XXVII, XXVIII, etc.), parfois c'est à la suite du quatrième (Obs. LVII), c'est quelquefois aussitôt le septième ou huitième accouchement que la hernie est apparue. Si l'on tient compte que la plupart de ces femmes avaient besoin de leur travail pour vivre, d'une part, que, d'autre part, pressées de reprendre ce travail, elles sont restées au lit les neuf jours traditionnels à peine, et encore ne sont-elles pas restées couchées d'une façon absolue, on ne s'étonnera pas :

1° Que la distension exagérée du ventre, soit par des grossesses répétées, soit par une grossesse menant à terme un fœtus volumineux ;

2° Que la production d'efforts avant que la paroi abdominale ait pu revenir à son élasticité normale ;

Que ces deux causes aient produit ou du-moins favorisé le développement d'une hernie ombilicale. Ajoutez à ces deux causes l'obésité, qui est, en général, très prononcée.

Pour la plupart des autres observations où l'apparition de la hernie n'est pas notée, nous trouvons dans les antécédents des accouchements nombreux, et les opérations se font à un âge assez avancé (six observations seulement ont trait à des femmes n'ayant pas eu d'enfants).

III. — *Après la grossesse, les efforts et cris répétés* (Obs. LX, LXII, LXIII), les accès d'asthme ou de bronchite (Obs. LVIII, LX) déterminent la production d'une omphalocèle.

L'anasarque (Obs. LXXXII), l'ascite, accompagnent la cirrhose du foie (Obs. LIII, LXVIII), puis les tumeurs ovariennes ou utérines viennent ensuite comme cause déterminante. Dans deux observations (Obs. XLI, XXXIV), l'obésité seule est en cause, mais elle était énorme ; la femme, toute petite, pesait 200 livres dans le premier cas et 210 livres dans le second.

Exceptionnellement, certaines causes de faiblesse en quelque sorte congénitale de la paroi abdominale sont en jeu, telles que l'hydrocéphalie, le rachitisme, comme dans l'observation XL (fillette de quatorze ans), ou certaines causes de faiblesse pathologique, telles que : affection cancereuse du sein, fièvre typhoïde, comme dans l'observation XXXIII.

IV. — En règle générale, la hernie ombilicale chez l'adulte ne *date pas de l'enfance* (Lawson Tait dit n'en avoir jamais vu remontant à la première enfance). Sur les quatre-vingt-quatorze observations chez l'adulte, une seule semble dater de la naissance (Obs. XXXVI), où il s'agit d'une femme venue au monde à sept mois et ayant gardé depuis ce temps une petite tumeur à l'ombilic).

V. — *D'après les observations ci-dessus, c'est surtout vers l'âge de trente-cinq ans* qu'apparaissent, chez les femmes, les hernies ombilicales; il existe une observation où l'omphalocèle est apparue à quatorze ans, une seconde à dix-sept ans (après un accouchement) et une autre où elle est apparue à soixante et un ans.

VI. — Pour ce qui est des observations de hernie ombilicale étranglée, on a toujours reproché à l'opération faite tardivement la mortalité spéciale à la kélotomie pour les hernies de cette sorte; or, sur les quarante-neuf notées dans ce travail, voici quels sont les résultats des opérations faites pour des étranglements anciens :

Étranglement de cinq jours : Chauvel, Obs. LVIII, guérison;
— — Campenon, Obs. LXVII, mort;
— — Polaillon, Obs. LXXIV, guérison;
— de quatre jours : Chipault, Obs. LVII, guérison;
— — Polaillon, Obs. LXVI, guérison;
— — B. Anger, Obs. LXXII, guérison;
— — A. Cooper, Obs. LXXVII, mort;
— de trois jours : Hofmokl, Obs. LXXXV, guérison, etc.

Sur sept observations d'opérations les plus tardives, nous avons deux morts et cinq guérisons; des deux morts, l'une est survenue chez un vieillard de soixante-dix ans. Nous pensons donc qu'il faut rapporter surtout au *défaut d'asepsie ou d'antisepsie* opératoire la mortalité des opérations de kélotomie pour hernie ombilicale. La hernie ombilicale est, de toutes les hernies, celle qui supporte le même étranglement, d'abord parce qu'il s'agit presque toujours d'une épiplocèle, ensuite parce que, quand l'intestin est hernié, l'épiploon le protège contre la structure serrée de l'anneau ombilical à bords tranchants.

VII. — Résultats définitifs de la cure chirurgicale des hernies ombilicales non étranglées de l'adulte.

Il est à regretter que maintes observations de cure dite radicale ne parlent nullement du point le plus important de l'opération, le résultat à longue échéance, et s'attardent seulement à la technique opératoire ; c'est ainsi que, dans les observations recueillies dans la thèse de M. le Dr Barrier, nous ne voyons que quatre résultats de signalés, pour les opérations faites par M. le Dr Routier, aucun ultérieur n'est indiqué dans celles des Drs de Larabrie, Poisson, Malherbe, S. Jones, Roofcroft, Lediard, etc.

1. *Procédé par la suture de l'anneau avivé :*

Dr Routier, Obs. XXXVIII, revue plus de 4 mois après, pas de récidive.

Dr M. Banks, Obs. XLIV, revue plus de 3 mois après, pas de récidive.

Dr Zænger, Obs. XLV, revue 13 mois après, pas de récidive.

— Obs. XLVI, revue 8 mois après, pas de récidive.

— Obs. XLVII, non revue.

Dr Championnière, Obs. XXVII et XXVIII, non revues.

— Obs. XXIX, revue seulement 1 mois et demi après, pas de récidive.

Dr Championnière, Obs. XXIII, revue 6 mois après, pas de récidive.

Dr Championnière, Obs. XXXII, revue plusieurs mois après, pas de récidive.

Dr Championnière, Obs. XXIV, revue 1 an après, très légère tendance à la récidive ; revue 5 ans après, tendance est la même.

Dr Championnière, Obs. XXXIV, revue 2 ans après, très légère tendance à la partie supérieure de la cicatrice.

Dr Championnière, Obs. XXV, revue plus de 2 ans après, légère tendance à la récidive.

Dr Championnière, Obs. XXVI, non revue.

— Obs. XVIII, non revue.

— Obs. XIX, revue 2 ans et 8 mois après, pas de récidive.

Dr Championnière, Obs. XX, revue 9 mois après, pas de récidive.

Dr Championnière, Obs. XXI, revue 6 mois après, pas de récidive.

Dr Championnière, Obs. XXII, revue 6 mois après, pas de récidive.

Dr Polaillon, Obs. XIII, revue 13 mois après, récidive.

Sur ce total de 21 observations, chez 8 le résultat excellent s'était maintenu 6 mois et au delà après l'opération ; 4 malades ont été revues moins de 6 mois après, ayant une cicatrice très solide ; 3 ont été revues avec une légère tendance à la récidive, mais qui ne s'est pas accrue depuis ; une a été revue 13 mois après, avec une récidive complète.

2. *Procédé par l'omphalectomie :*

Obs. I, opération le 3 février 1893, revue 2 mois après, cicatrice très solide.

Obs. II, opération le 16 décembre 1893, revue 4 mois après, cicatrice très solide.

Obs. III, opération le 26 octobre 1892, non revue.

Obs. IV, — 12 mai 1892, non revue.

Obs. V, — 6 juillet 1892, revue 4 mois après, pas de récidive.

Obs. VI, opération le 4 avril 1891, revue 6 mois après, pas de récidive.

Obs. VII, opération le 21 juin 1891, non revue.

Obs. VIII, — 5 mai 1890, non revue.

Obs. X, — 15 octobre 1892, revue 6 mois après, pas de récidive.

Mais le véritable résultat de la cure chirurgicale est donné par l'étude des éventrations consécutives aux laparotomies. Elles deviennent, en effet, bien moins fréquentes depuis que les chirurgiens font une suture à étages de la paroi. La cure radicale par l'omphalectomie réside dans la suture de la paroi ; bien des observations ne rendent pas compte de la façon dont l'abdomen a été fermé, c'est cependant le point le plus intéressant dans le cas actuel ; cette statistique que nous avons commencée est encore trop incomplète pour que nous la donnions ici.

VIII. — Les observations de hernie ombilicale congénitale démontrent, d'une part, l'utilité de l'intervention chirurgicale, et d'autre part, la bénignité de cette opération même quand elle est faite chez des enfants âgés d'une heure (Obs. de Stolipynski, CXIII), ou de quelques heures seulement (Obs. CIII, Lindfors ; Obs. CXX, Macdonald, enfant âgé de six heures ; Obs. CI, Larabrie, enfant âgé de sept heures).

CHAPITRE X

# CONCLUSIONS

I. — La cure radicale de la hernie ombilicale, que les chirurgiens pratiquaient dans l'antiquité (Celse, Oribase), a été abandonnée dès le XVIIe siècle, lors de l'invention des bandages métalliques. L'inefficacité des bandages a divisé ensuite les chirurgiens en deux camps : les abstentionnistes et les intervention nistes. Actuellement, tous sont partisans de la cure radicale de la hernie ombilicale *chez l'adulte*, en raison des *accidents* multiples et dangereux, auxquels cette infirmité expose et vu la *bénignité* absolue de l'opération; tous se comportent devant la plaie résultant de l'opération comme *devant une plaie de laparotomie.*

II. — Le bandage, chez l'adulte, ne constitue même pas un moyen palliatif. Il existe deux modes de cure radicale : le traitement médical et le traitement chirurgical. Le traitement médical, méthode des injections périherniaires, méthode sclérogène, doit être abandonné complètement, bien que Ed. Steffen ait essayé, dans ces dernières années, de faire revivre la méthode de Schwalbe.

III. — La cure chirurgicale de la hernie ombilicale comprend cinq procédés, qui peuvent être ramenés à deux principaux :

1. L'*omphalectomie totale*, c'est-à-dire avec ouverture des gaines musculaires des droits ; ce terme d'omphalectomie totale est opposé à celui d'omphalectomie fibreuse, qui n'est qu'une variété d'avivement.
2. La *suture de l'anneau ombilical avivé*. — Le procédé Tait-Zænger constitue un simple mode d'avivement de l'anneau herniaire.

IV. — Le terme de « cure radicale » implique à lui seul l'impossibilité :

D'une *récidive*, si on opère suivant la méthode de M. le Dr Lucas-Championnière ;

D'une *éventration*, si on résèque l'ombilic fibreux dans sa totalité.

V. — La méthode de M. le Dr Lucas-Championnière est excellente et doit être appliquée d'une façon générale ; elle a pour elle l'avantage :

1° De limiter l'ouverture de la paroi abdominale à ses moindres dimensions ;

2° De garder aux parois de l'abdomen ses deux bandes fibro-musculaires longitudinales, bridées chacune dans leur gaine aponévrotique respective, qui jouent un grand rôle dans la statique des viscères de l'abdomen.

Mais la hernie ombilicale présente anatomiquement des caractères spéciaux, et l'omphalectomie devient un procédé de choix :

1° Quand les bords rigides de l'anneau ne peuvent être affrontés ;

2° Quand les bords friables de l'anneau se déchirent ;

3° Quand, enfin, les adhérences du péritoine à la face *profonde* de l'anneau sont étendues et très serrées.

VI. — Dans le cas d'omphalectomie, faire la cure radicale de la hernie ombilicale, c'est éviter toute cause d'*éventration post-opératoire ;* dans ce but, il faut :

1° Pendant l'opération, faire une bonne *suture des tissus fibro-musculaires ;*

2° Après l'opération, veiller à la *solidité de la cicatrice.*

Des différentes méthodes d'occlusion de la paroi, la méthode de M. le professeur Le Dentu (et celle de Maydl peut-être pour certains cas), qui consiste dans une suture à étages de la paroi, semble la meilleure. Presque tous les chirurgiens s'accordent aujourd'hui pour faire une suture à étages après la laparotomie. Or, la cure radicale par l'omphalectomie est une véritable laparotomie (hernio-laparotomie).

Le meilleur procédé d'omphalectomie est celui qui se met le plus en garde contre la moindre cause d'éventration.

Il faut avoir grand soin, dans la fermeture de la paroi abdominale, de relier entre eux les différents plans de suture, que l'on fasse un surjet ou que l'on mette des points séparés, de façon à éviter *la formation possible d'une cavité intermédiaire* entre les différentes couches pariétales suturées. Cette méthode permet la *suppression complète du drain.*

VII. — L'opération de cure radicale de hernie ombilicale est, d'une façon générale, toujours indiquée. L'axiome de Trélat reste vrai ; mais, dans le cas de hernie ombilicale, le bandage, loin de contenir complètement, facilement et sans douleur la masse herniée, constitue un moyen *dangereux* quand, par exception, il est bien toléré.

La distinction entre les petites hernies et les grosses hernies ne doit plus subsister, « *aucune ne devrait grossir* » (Dr Lucas-Championnière).

La seule contre-indication qui ne se rencontre que très exceptionnellement est ce qu'on a appelé la *diathèse herniaire.*

VIII. — Dans les cas de hernie ombilicale étranglée, deux

points sont particulièrement importants dans la technique opératoire :

1° Il faut réséquer l'épiploon le plus près possible de son bord adhérent;

2° Il faut examiner l'intestin sur une assez grande longueur, car les étranglements bizarres et complexes ne sont pas rares dans le cas de hernie ombilicale ;

Le procédé de M. le Dr Hartmann trouve surtout ici son indication.

IX. — La hernie ombilicale congénitale comprend la hernie embryonnaire (type extra-péritonéal) et la hernie fœtale (type intra-péritonéal).

La cure chirurgicale de la hernie embryonnaire de l'ombilic s'impose, abstraction faite des cas tératologiques ou de l'insuffisance de capacité abdominale. Dans les variétés vitelline et diverticulaire, l'omphalectomie doit être faite si l'on ne veut pas voir persister ou survenir une *fistule rebelle* de l'ombilic.

Dans la hernie fœtale de l'ombilic, il faut, règle générale, s'abstenir d'opération sanglante ; l'intervention chirurgicale n'est indiquée que dans le cas de hernie volumineuse (ce qui est exceptionnel) ou lorsqu'il se présente des accidents de rétrécissement intestinal ou d'étranglement, enfin quand la péritonite est imminente.

X. — Les hernies ombilicales de l'enfance doivent être divisées, au point de vue de leur évolution, en deux variétés bien distinctes :

1° Celles qui se produisent dans les premiers mois qui suivent la naissance, avant la formation complète de la cicatrice ombilicale ;

2° Celles qui se produisent vers l'âge de deux ans ou plus tard quand l'ombilic a acquis, ou peu s'en faut, son organisation définitive.

Celles-ci peuvent être justiciables d'une intervention chirurgicale (*Traitement par la suture de l'anneau ombilical*), car elles se rapprochent des hernies de l'adulte ; mais on devra auparavant essayer le traitement par le bandage, à moins que des complications pressantes ne forcent la main du chirurgien.

Celles-là doivent être traitées par l'application d'un *bandage spécial*.

1° Le traitement par le bandage est pour l'enfant un procédé de *cure radicale;*

2° Il doit être appliqué *aussitôt l'apparition* de la hernie. Quant au procédé de la ligature (autrefois Celse, aujourd'hui Nota-Max), il doit être rejeté :

*a*. Comme inutile,

*b*. Comme dangereux.

Si une intervention est nécessaire, c'est à la suture de l'anneau qu'il faut avoir recours. Des trois méthodes de traitement des hernies ombilicales de l'enfance :

*a*. Traitement par la ligature ;

*b*. Traitement par la suture de l'anneau ;

*c*. Traitement par le bandage ;

Les deux dernières doivent seules subsister, et le traitement par le bandage reste le *seul* et *vrai* traitement de la hernie ombilicale de l'enfance, la cure chirurgicale constituant une exception.

XI. — La hernie ombilicale de l'adulte est une hernie *acquise*, et l'on peut dire d'une façon générale que c'est une infirmité spéciale à la femme. La grossesse joue le principal rôle étiologique, non seulement la grossesse elle-même et l'accouchement, mais encore le peu de soins que prennent la plupart des femmes durant les jours qui suivent l'accouchement.

Après la grossesse viennent les tumeurs ovariennes ou utérines, les distensions abdominales par de l'ascite.

En dernier lieu, les affections broncho-pulmonaires. Ces dernières sont une des principales causes de la hernie ombilicale de la première enfance.

Bien maintenir l'abdomen durant la grossesse, éviter les efforts exagérés, faire un séjour au lit prolongé et complet après l'accouchement, voilà ce qui constitue une sorte de traitement prophylactique de la hernie ombilicale.

XII. — La cure chirurgicale des hernies ombilicales peut et doit être une cure radicale. Le procédé de suture de l'anneau a donné des résultats très satisfaisants. L'omphalectomie doit être jugée non par ses résultats, qui sont encore très récents, mais par l'étude des éventrations consécutives aux incisions médianes *pour laparotomie*, éventrations beaucoup plus rares, maintenant que les chirurgiens font une suture à plusieurs étages.

# INDEX ANALYTIQUE

p. 650-656; t. XXII, p. 693; t. XXIII, p. 319-337; t. XXVI, p. 247-635, t. XXVII, p. 695; t. XXIX, p. 258.
— *Revue générale*, 15 octobre 1888.
**Betz** (O.). — *Eingeklemmter mannsfaust grosser Bauchwendbruch nach Tags zuvor erfolgter. Einklemmung eines pflaumengrossen Nabelbruchs. Operation. Heilung. Memorabilien Heilb*, 1891-92, t. XI, p. 73-77.
**Bichkoff.** — Fünf Falle von Hernia umbilicalis Exomphalus.
— Omphalocele congenital (*Frauenartz. Berl.*, 1890, t. V, p. 498-503).
**Birmingham** (H.-P.). — Irreductible umbilical hernia omental, simulating lipoma-operation (*New-York. med.* J., 1890, t. V, p. 577).
**Bœckel.** — *Soc. méd. de Strasb.*, 1879-1880, t. XVII, p. 125-128.
**Bonnet.** — Th. Paris 1888.
**Bouchut.** — *Traité pratique des maladies des nouveau-nés*, etc., p. 617.
**Bourdeaux** (d'Antony). — Un cas d'exomphale, opération, mort (*Limousin méd.*; Limoges, 1891, t. XV, p. 148-152).
**Boursier.** — *Dict. encycl. des Sc. méd.*
**Briddon.** — Strang. umb. h. operation for relief of strang. and rad. cure death (*New-York med. J.*, 1889, t. X, p. 691).
**Brington.** — A case of strang. omb. h. with complicat. Operation recovery (*Brit. med. J.*, mai 1892).
**Browne** (J. Walton). — *Practical remarks relative of subject of strangulated hernia, read in the section of surgery*; Belfast, 1883.
**Brun-Buinon.** — Th. 1872.
**Burton.** — Umb. hernia (*Med. Press. and Circ.*; Londres, 1885, t. XXXIX, p. 302).

**Caldwell.** — *Americ. J. of Obstetr.*, août 1888.
**Carpentier.** — *Bull. méd. du Nord*; Lille, 1889, t. XXVIII, p. 155-159
**Casteret.** — *De la cure radicale des hernies ombilicales de l'adulte et en particulier de l'omphalectomie avec la suture à trois étages.* Th. doct. 1892.
**Cazin.** — Th. doct. 1862.
**Celse.** — Livre III, chap. XIV.
**Championnière** (J. *Lucas*). — *Journ. de Méd. et de Chir.*, 1875.
— *Cure radicale des hernies*, 1892.
**Chapman** (J.-M.-T.). — Umbilical h. in children Alabama (*M. L. S. Age*; Anniston, 1890, p. 229).
— The mechanical treatment of umbilical hernia in children (*Medic. L. Surger. Reporter*; Phil., 1891, p. 735).
**Charon** et **Gevaert.** — *Chirurgie infantile*; Bruxelles, 1891, p. 93.
**Chatard.** — Th. 1885.
**Chauvel.** — *Mém. Soc. de Chir. de Paris*, 1881, p. 844-851.
**Chipault.** — *Mém. Soc. de Chir. de Paris*, 1881, p. 134-136.
**Chrobak.** — *Internat. Cliniq. Rundschau*, 1887.
— *Centralbl. f. Gynækol.*, 1888.
**Cloquet.** — Th. doct. Paris, 1817.
**Condamin.** — De l'omphalectomie et de la suture à trois étages (*Arch. prov. de Chir.*, sept. 1892).
**Coudray.** — Hernie ombil. épipl. réductible de l'adulte (*Progr. méd.*, 1883, t. XI, p. 994).
**Czerny.** — *Wien. med. Wort.*, 1877.

**Debastaille.** — *Mém. Soc. de Méd. de Strasbourg*, 1883, t. XIX, p. 59-63.
**Debout.** — Considér. prat. sur les hernies omb. et leur trait. (*Bull. de Thérap.*, 1861).
**Delabarre.** — Hern. omb. étranglée (*Gaz. méd. de Picardie;* Amiens, 1889).
**Demarquay.** — *Bull. gén. de Thér.*, 1856, t. II, p. 535.
— *Union méd.;* Paris, 1866, 2e s., t. XXIX, p. 517-522.
— *Union méd.;* Paris, 1867, 3e s., 569-574.
— *Bull. gén. Thérap.*, 1874, t. LXXX, 337.
**Desault.** — *Œuvres chir.*, 1881, t. II, p. 315.
**Desprès.** — *Bull. et Mém. Soc. de Chir.;* Paris, 1875.
**Doyen.** — *Arch. prov. de Chir.*
**Dudon.** — De la kélotomie ombilicale (*Bull. et Mém. de la Soc. de Méd. de Bordeaux*, 1890, p. 481-486).
**Duhamel.** — Obs. d'Exomph. vol. (*Gaz. méd. de Strasb.*, n° 7, 1er déc. 1872).
**Duplay.** — *Des Hernies ombilicales.* Th. d'agrég. 1866.

**Fazola** et **Martinetti.** — *Annali di Obstetr. e Gynœcol.*, 1888.
**Felsenreich.** — *Wien. med. Press.*, n° 17, 1884.
**Féré** (Ch.). — *Revue mensuelle de Méd. et de Chir.*, juillet, août, septembre 1879.
**Ftzgerald** (T.-N.). — *New operat. for the radical cure of hernia ;* Melbourne, 1883.
**Folker.** — Strang. umb. h. (*Brit. med. J.*, 1885).
**Firanks** (Kendal). — *Brit. med. J.*, nov. 1891.
**Fritts** (J.-R.). — Exomphalismus (*St.-Joseph m. Hérald*, 1890, p. 290-292.
— Fr. M. Ass. Missouri (*Excelsior Spring*, 1890, p. 212-214).

**Gadaud.** — *Bull. Soc. anat. de Paris*, 1867.
**Gaston.** — Th. doct. Paris, 1892.
**Gillion.** — Un nouveau procédé de hernio-laparotomie (*La Clinique;* Bruxelles, 1891, p. 758-760).
**Gill Wylie.** — Ventral hernia caused by laparotomie (*Americ. J. of Obstetr.*, 1887).
**Girard.** — Mémoire sur la hern. omb. des enfants (*Journ. gén. de Méd.*, t. XLI, juillet 1811).
**Girodolle.** — Th. doct. Paris, 1869.
**Gosselin.** — *Leçons sur les hernies*, 1865.
— Sur les particularités des hernies ombilicales (*France méd.*, t. XXIII, p. 349-373).
**Gouilloud.** — De l'éventration post-opératoire. Prophylaxie et cure radicale (*Lyon médical*, 1892).
**Gourdon.** — De la fréquence des hernies abdominales dans les déviations anciennes du rachis (*Revue d'Orthop.;* Paris, 1892, p. 199-206).
**Goyrand** (d'Aix). — *Bull. et Mém. Soc. de Chir.;* Paris, 1861-1862, t. II.
**Guérin.** — *Chirurgie opératoire*, p. 598.

**Hadlich.** — Ueber operative Behandlung der Banchbrüche (*Langenbecks Arch.*, t. XX, p. 658).

**Hamon.** — Considérat. prat. sur les exomphales (*Rec. vétér.*, 1848, p. 171).
**Haller.** — *Opera minora*, t. III, p. 316.
**Hegar et Kaltenbach.** — *Traité de Gyn.*, p. 244.
**Hern** (John). — *Brit. med. J.*, 1891, t. I, p. 280.
**Herzog.** — *Münch. Wochenschr.*, 1890, p. 43-51.
— *Ibid.*, 1891, n° 28.
**Hinkson** (J.-R.). — Laparotomy on a child ten hours, old for the cure of congenital umbilical hernia with recovery (*New-York med. J.*, 1891, p. 586-588).
**Hoffa.** — *Münch. med. Wochenschr.*, 1887.
**Hofmokl.** — Hernia umbilic. post. partum acquisita. Incarcerata herniotoma (*Heilung. Ber. d. K. K. Krankhaust*, Rudolph. Stiftung in Wien 1889-1890, p. 380-382).
**Hummelsheim** (Ed.). — *Ueber hernia umbilicalis;* Bonn, 1890, C. Georgo, 30, p. 80.

**Jackson.** — Umb. h. successful operat. (*Medic. Press. and Circ. Lond.*, 87, n. s. X, l. IV, p. 571).
**Jolly.** — *Bull. de la Soc. anat. de Paris*, 1867.

**Kaarsberg** (Hans. S.). — *Hernia umbilic. adult. in primis incarcerata.* — Operat. 1886.
**Keetley.** — The management and treatment of umbil. hernia (*Annals of surgery*, 1887, vol. VI, p. 193).
**Kirmisson.** — *Bull. de la Soc. anat.*, 1875.
**Kjobenhawn.** — 1889, 81, p. 4°.
**Klaussner.** — Ein Beitrag zur Behandlung der Nabelschnurbrüche (*Münch. med. Wochenschr.*, 1889, p. 859).
**Kloman** (W.-C.). — The radical cure of congenital umbilical hernia in children (*Maryland m. J. Balt.*, 1891, t. XXV, p. 419-421).
**Kœberlé.** — *Mém. Soc. méd. de Strasbourg*, 1881-1882, t. XIX, p. 2-14.
**Konig** (Franz). — *Traité de Pathologie chirurg. spéciale*, fasc. III.

**Laffon.** — Th. doct. Paris, 1869.
**Larabrie** (de Nantes). — *Bull. et Mém. Soc. de Chir.*, Paris, 1891, p. 450-452.
— *Gaz. méd. de Nantes*, 1890-1891, t. III.
**Lauenstein.** — *Stamb. Feischrift*, 1889.
**Laurent** (de Langres). — *Soc. de Chir.*, 1861.
**Lawson.** — Rupture of the covering and protrusion of bowel from and old umbilical hernia. Operat. death (*The Lancet;* London, 1890, p. 560-562).
**Lawson Tait.** — *Brit. med. J.*, 1883, t. II, p. 1118.
— *Ibid.*, 1891, p. 1050.
— *Ibid.*, 1891, p. 1245.
— *The Lancet*, 1891.
**Le Dentu.** — *Dict. Méd. et Chir. prat.*
— *Bull. de la Soc. anat.*, t. VIII, p. 125.
— *Bull. et Mém. Soc. de Chir. de Paris*, 1875.
— *Leçons de clinique chir.*, 1892.
**Lee.** — Radical cure of umb. hernia (*Brit. med. J.*, 1863, t. II, p. 543).

**Lepage.** — Th. doct. Paris, 1888.
**Lewis.** — A malignant tumor in an omb. hernial sac with remarks on the etiology of cancer (*Post Graduate New-York*, 1889-1890, p. 41-46).
**Lister.** — *The Lancet*, 1877, vol. II, p. 230.
**Lockwood** (C.-B.). — *Brit. med. J.*, 1883.
**Loupie.** — Th. doct. Paris, 1880. De la hernie ombilicale étranglée.
**Lucas.** — Wo cases of strang. umb. h. treated by excision of the suc and skin covering with suture of the ring ofter reduction (*Med. Times and Gaz. Lond.*, p. 547).

**Maas.** — *Münch. med. Wochenschr.*, 1887.
**Macdonald.** — 1 cas de hern. omb. congénitale, section abd. 6 h. après la délivrance, guérison (*Ann. J. Obstr. New-York*, 1890, p.7-13).
**Mac Leod.** — Operat. for the radical cure of omb. (*Ind. med. Gaz.*; Calcutta, 1887, t. XXII, p. 235).
**Marduel.** — *Dict. de Méd. et de Chir. prat.*, art. *Ombilic.*
**Marta** (G.-B.). — Un caso d'ernta del cordone ombilicale od ernia umbelicale congenita (*Riv. veneta di Sc. Med. Venezia*, 1890, p. 478-483).
**Max.** — De la cure radicale de la hernie ombilicale chez les enfants au moyen de la ligature (*La Clinique*; Bruxelles, 1891, p. 433-440).
**Maydl.** — *Vien. med. Press*, n° 40, 1886.
**Méry.** — *Mém. Acad. des Sc.*, 1716, p. 126.
**Mestral** (de Bâle). — *De l'opérat. radicale de la hernie. omb.*; Lausanne, 1891.
**Meyville.** — Th. doct. Paris, 2 févr. 1888.
**Michie.** — A case of radical cure for umbil. hernia (*The Lancet*, 1887, p. 169).
**Morgagni.** — 43e Lettre.
**Morton.** — *Brit. med. J.*, mai 1883, p 912.
**Moseting** (**Von**). — Fall von hernia incarcerata, mit parmperforation undeitriger oeritonitis, durch hernia, laparotomie geheilt. (*Wien. Klin Wochenschr.*, 1892).

**Nélaton.** — *Élém. de path. chir.*, 1857, t. IV.
**Nicaise.** — *Dict. encycl. des Sc méd.*, art. *Ombilic.*
— *Bull. et Mém. Soc. de Chir*; *de Paris*, 1877, 1883, 1886.
**Nota** (Ann.). — Contributo alla cura del ernia umbilicale nei bambini (*Arch. ital. di pediat.*; Napoli, 1890, t. VIII, p. 128-132).
**Nussbaum.** — *Münch. Aertzl. Inteleigenzblatt*, 1885, n° 46.
— *Centralbl. f. Chir.*, n° 24, p. 420.

**Owen** (Edm.). — *Traité pratique de Chirurgie infantile.*

**Pagenstecher.** — *Bull. gén. de Thér.*; Paris, 1883, c. V, 18.
**Pardier** (de Clermont). — *Gaz. des Hôp.*, 1859, p. 483.
**Paré** (Ambroise). — *Œuvres complètes*, t. I, p. 403.
**Park.** — Strang. umb. h. with localized gang. recovery (*New-York med. J.*, 1889, p. 603).
**Parker** (Rushton). — Abdominal hernia (*Liverpool. Ad. Holden*, 1883).
— *Brit. med. J.*, 1891.

**Parmenter.** — Hern. omb. cong., (*Buffalo Med. and Surg. J.*, 1889, 1890, t. XXIX, p. 364).
**Péan.** — Hernies (*Leç. clin. chir.*, 1890, p. 601-602).
**Pelletan.** — *Clinique*, t. III.
**Perrin.** — *Bull. et Mém. Soc. de Chir.*; *de Paris*, 1861-1862, t. II, p. 725.
**Peyrot.** — *Élém. de path. ext.*, t. III.
**Picqué.** — *Gaz. méd. de Paris*, 24 sept. 1887.
**Pilkington.** — A case of spontaneous laceration of an umb. hern. with protussion and strangulation of intestine (*The Lancet*, 1890).
**Possemé.** — Th. doctor., Paris, 1881.
**Poulet** et **Bousquet.** — *Path. ext.*, t. III.
**Pozzi** (Sam.). — *Traité de Gynécol.*, p. 52.
**Pughe** (R.-N.). — *Operations for the radical cure of hernia in childhood*; Liverpool, 1883.
**Pütz** (Otto). — *Ueber Nabelschnurhernien und ihre Behandlung. Halle a S.*, 1891, C. A. Kœmmerer et C°. 36, p. 80.

**Reclus.** — La kélomie de la hern. omb. étranglée (*Cliniq. et crit. chir.*; Paris, 1884).
**Reclus** et **Forgues.** — Th. chir., 1892.
**Reignier** (A.). — *Essai sur les hernies ventrales.* Th. Paris, 1879.
**Renaudin.** — *Omb. Union méd. et sc. du N.-Est.*; Reims, 1884, t. VIII, p. 8-11.
**Reverdin** (de Genève). — *Rev. de la Suisse romande*, 1881.
**Richerand.** — *Nosographie chirurgicale*, t. II, p. 453.
**Richet.** — *Revue de Cliniq. et de Thérap.*, 12 janv. 1888.
— *Écho médical*, 25 févr. 1888.
**Richter.** — *Element. di Chir.*, t. V, p. 807.
**Richard.** — *Mode de format. des hernies ombil.* Th. doct. Paris, 1876.
**Riesel.** — *Deutsch. med. Woch.*; Berlin, 1877.
**Roberts** (J.-B.). — Radical operat. for umbil. hernia (*Med. News. Phil.*, 1891, t. LVIII, p. 246).
— Ventral hernia with abscess of the umbilicus simulating biliary fistule (*Phil. Polycl.*, 1892, t. I, p. 1-3).
**Roché.** — *Bull. Soc. de Méd. de l'Yonne*, 1890; Auxerre, 1891, t. XXXVI, p. 100-105.
**Rodzewitch.** — On the treatment of umb. h. in children (*Russk. med. St.-Pétersb.*, 1886, t. VI, 633).
**Rohmer.** — A propos d'une observ. de hern. omb. étranglée, kélot. suivie de guér. (*Mém. Soc. de Méd. de Nancy*, 1885, p. 86-96).
**Roocroft** (Mitchell). — The radical cure of umbilical hernia (*The Lancet*, t. II, p. 187, août 1884).
**Rosenblum** (Leo). — *Ueber einen Fall von radical Operation eines persiestieren des Ductus Omphalomesaraïcus* (Erlangen); Altona, 1891, H.-W. Kobner et C°, 22, p. 8.
**Roth.** — Ueber die Hernien der Linea alba (*Klin. d. K. univ. Berlin*, 1891, t. V, p. 1-45).

**Saint-Germain (De).** — *Chirurgie des enfants*; Paris, 1884.
**Scarpa.** — *Traité des Hernies.* Trad. Cayol, édit., 1812.

**Schede.** — *Centralbl. für Chir.;* Leipzig, 1877, t. IV, p. 689-703.
**Schmidt** (Benno). — *Centralbl. für Chir.*, n° 32, 1880.
**Schwalbe** (Carl). — Beitrage zur radicalen Heilung der Unterleibrüche (*Berlin. Klin. Wochenschr.*, n° 43, p. 813, octobre 1887).
— Die radicale Heilung der Unterleibrüche (*Berlin. Klin. Wochenschr.*, sept. 1884).
**Segond.** — *Cure radicale des hernies.* Th. d'agrég., 1883.
**Sligh.** — Bilobed umb. h. operation recovering (*Med. Rec. New-York*, 1891, t. X, l. 239.
**Smith.** — The rad. cure of ing. crur. and umb. h. (*Bristol med. Chir. J.*, 1890, t. VIII, p. 1-17).
**Socin.** — *Verhandl. d. deutsch Gesellschaft f. Chir.*, 1879; Berlin, 1880, t. VIII, p. 259-266.
**Sœmmering.** — *Icones herniarum*, tabl. X, fig. 3.
**Southam** (F.-A.). — *Brit. med. Journ.*, 1883, p. 1065.
**Steffen** (Edward). — *The Lancet*, 19 mars 1892, p. 656-657.
**Suret.** — *Mém. de l'Acad. de Chir.*, t. II, p. 336.
**Suzeau.** — Nouv. procédé pour le traitement des hernies ombilicales étranglées. — Masson, 9028, p. 8.
**Sympson** (T.). — A case of strangulated umbilical hernia with complicat. operat. recovering (*Brit. med. J.*, 1892, 966).

**Taylor** (A.-E.). — H. omb. strang. operat. death. necropsy (*The Lancet;* Londres, 1887, p. 1165).
**Terrier.** — *Bull. et Mém. Soc. de Chir;* Paris, 1881, n. s. VII, 17-34.
**Terrillon.** — *Gaz. des Hôpit.*, 1888, n° 48.
**Thiéry** (A.). — *Cure rad. des hernies.* Th. pour le concours de méd. operat., 1841.
**Tilanus.** — Congrès d'Amsterdam, 1879.
**Trélat.** — *Bull. et Mém. Soc. de Chir.;* Paris, 1875.
— *Revue de Clin. et de Thérap.*, 12 janv. 1888.
— *Echo méd.*, 25 févr. 1888.
**Trousseau.** — *Gaz. des Hôpit.*, 1844, p. 309.
**Tyrrel.** — *The Hosp. Gaz.*, n° 5, p. 68.

**Velpeau.** — *Anatomie chirurgicale.*
**Vidal (de Cassis).** — *Hern. omb. et épipl.* Th. d'agrég., 1848.
**Villeneuve.** — Hern. omb. étr., kélotomie, guérison (*Marseille méd.*, 1890, t. XXVII, p. 522-524).

**Warren** (J.-H.). — *A pratical treatise on hernia;* Boston : Jas. R. Osgood and C°; London, 1892.
— *A plea for operative measures for the relief and cure of hernia*, 1882.
**Wertheimer** (P.). — *Essai sur les hernies consécutives aux opérat. de laparotomie.* Th. Paris, 1888.
**Wood** (John). — *Brit. med. J.*, t. I, 1885, p. 1185, 1233, 1279.

**Zænger.** — *Centralbl. f. Gynæk.* 1888, p. 708.
— *Centralbl. f. Gynæk.*, 1890, n° 27, p. 473. Zur radikaloperation grosser nicht eingeklemmter Nabelbrüche.

# TABLE DES MATIÈRES

CHAPITRE PREMIER



CHAPITRE II



CHAPITRE III



CHAPITRE IV



CHAPITRE V

CHAPITRE VI



CHAPITRE VII



CHAPITRE VIII



CHAPITRE IX



CHAPITRE X



PARROT ET C^ie, 12, RUE DU DELTA

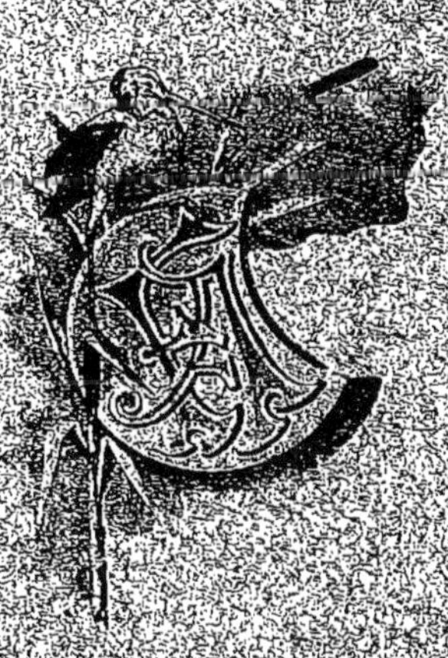

BIBLIOTHEQUE NATIONALE DE FRANCE
3 7531 01948530 0

www.ingramcontent.com/pod-product-compliance
Ingram Content Group UK Ltd.
Pitfield, Milton Keynes, MK11 3LW, UK
UKHW021120220726
13924UKWH00004B/1830

9 782019 638634